プロローグ

股《また》の間から何かがはみ出てきた……これって何？

慢性的な尿もれや頻尿、
尿意切迫感、尿の出にくさに悩む
50歳以降の女性は
「骨盤臓器脱」の
可能性があります

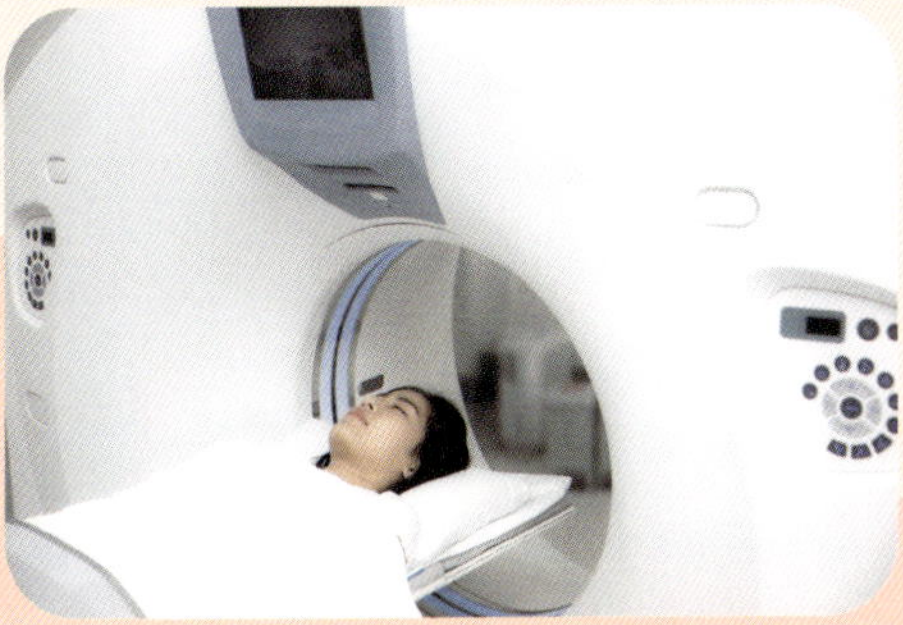

「膣《ちつ》に違和感や不快感がある」
「股《また》の間から何かがはみ出てきた」
「立ち上がると急な尿意に襲われ、トイレまで間に合わずに尿がもれる」

みなさんはこのような症状で悩んでいませんか？

もし、心当たりがあるようなら、「**骨盤臓器脱**」という病気の可能性があります。耳慣れない病名かもしれませんが、経膣分娩《けいちつぶんべん》（赤ちゃんが膣を通って生まれてくる分娩）を経験した女性の約３割が罹患《りかん》するといわれ、閉経期以後の多くの女性を悩ませる、決して珍しくはない病気です。

患者数は非常に多いにもかかわらず、テレビや雑誌で骨盤臓器脱の特集を組まれたことはほとんどないのではないでしょうか。一般向けの書籍でも、骨盤臓器脱を主なテーマにした単行本やムック本は数少ないようです。情報不足といわざるを得ない今、本書では一般の方にもわかりやすいように骨盤臓器脱についてくわしく解説します。骨盤臓器脱だけでなく、多くの人が悩む尿もれや頻尿についても取り上げます。本書の特徴は、骨盤臓器脱など女性が相談しにくい下半身の悩みについて解説しているだけではありません。もう1つの特徴は自力で予防・改善できる体操を紹介している点です。体操というと、面倒だと思われるかもしれませんが、所要時間はわずか1分ほど。少々コツが必要なものもありますが、慣れてくれば、誰でも簡単にできるようになるはずです。

骨盤臓器脱など女性特有の下半身のトラブルの大きな原因は、私たちの骨盤の底にある「骨盤底筋」のゆるみです。骨盤底筋は妊娠・出産、加齢などによってゆるんできます。骨盤底筋がゆるむと、骨盤内にある膀胱《ぼうこう》や子宮、直腸などの内臓がしだいに下がってきて、膣や膣沿いに体外へと脱出してしまうのが骨盤臓器脱です。

私も女性であり、医師である以上、骨盤底筋に大きな関心を持っていました。骨盤底筋は年齢によって、どんな違いがあるのだろうか。骨盤底筋と加齢の関係性がわかれば、骨盤臓器脱の予防も可能となるはずです。

申し遅れましたが、私は、国際医療福祉大学三田病院放射線科准教授の奥田逸子《おくだいつこ》です。専門は最新鋭のCT（コンピューター断層撮影装置）やMRI（磁気共鳴画像診断装置）を駆使して患者さんの体内を撮影し、その画像をもとに病気を発見することです。近年の研究では、CTを駆使して顔が老化していくメカニズムを解明し、顔のたるみやしわ、老けなどを解消する効果が期待できる、顔の筋肉を鍛える体操を考案しました。顔の老化は、男女を問わず、シニアにとって共通の悩みです。少しでも顔の老化を防ぎたい、若々しい顔を維持したいという方々から支持され、おかげさまでテレビや新聞、雑誌で何度も取り上げていただきました。

顔の老化の次に私が興味を持ったのは、おなかやせです。ある学会でダイエットをテーマにした講演を依頼されたのがきっかけでした。私は極端な肥満体型ではありませんでしたが、ダイエット論を述べる講演者が少しでもふっくらと見えては、なんの説得力もありません。私は画像診断医の経験を生かし、CTとMRIを用いて、おなかの筋肉と脂肪の関係を分析しました。その結果、腹横筋《ふくおうきん》・腹直筋《ふくちょくきん》・腹斜筋《ふくしゃきん》という3つの筋肉がおなかやせのカギを握っていることを突き止めたのです。この3つの筋肉を「美腹筋《びばらきん》」と名づけ、スポーツジムのトレーナーと相談して「美腹スクワット」を

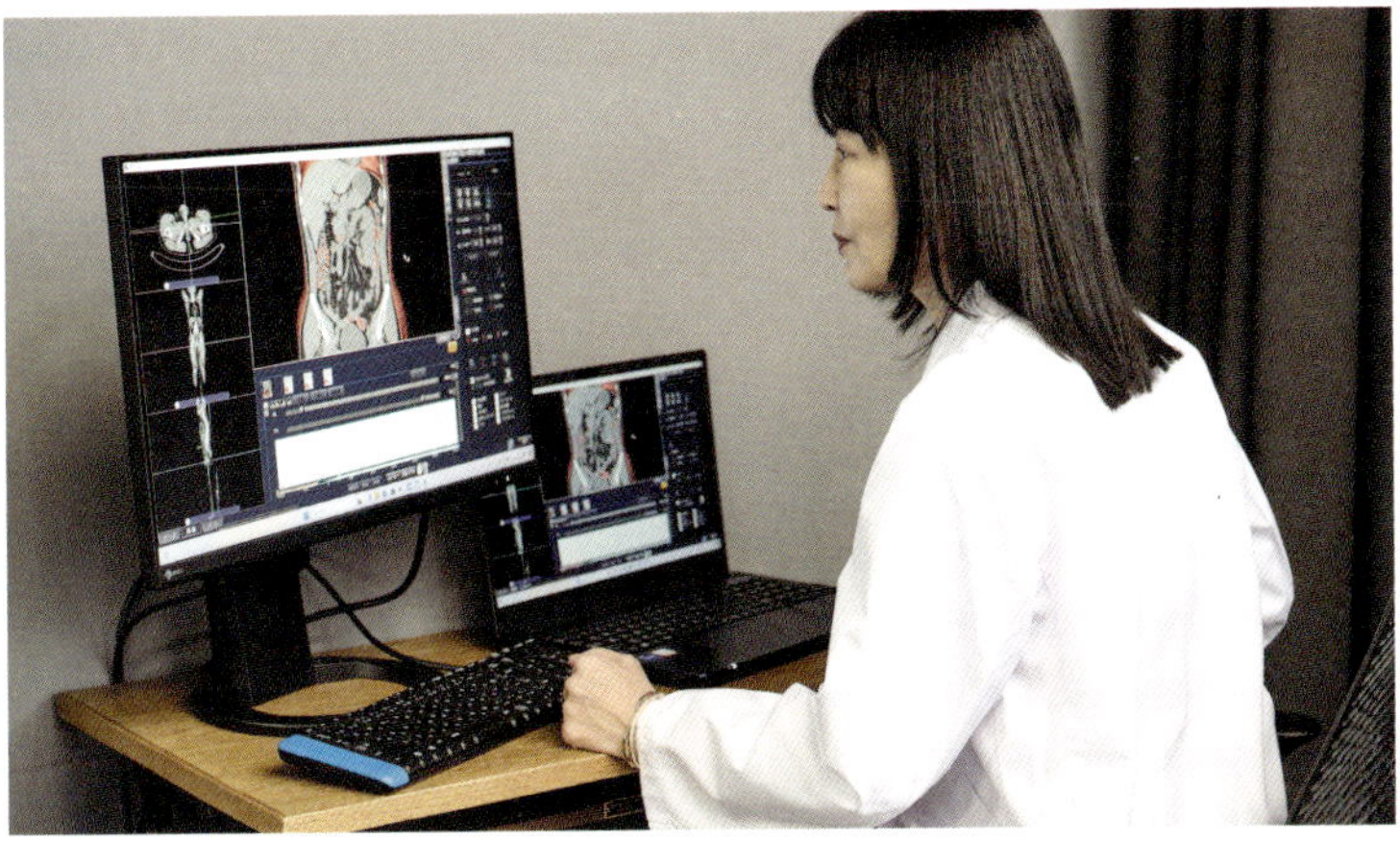

考案し、実践しました。3ヵ月後には体重は8kg減、ウエストは7cm減のダイエットに成功。少しだぶついていたおなかは、シックスパックの見事な腹筋へと変化しました。

私は日々、CTやMRI画像を見て、加齢と筋肉にどんな関係があるのか、強い関心を持っていました。研究を続ける中で、顔の老化を防ぐのも、おなかを引き締めるのも、ポイントとなるのは「筋肉」だとわかりました。下半身のトラブルを解決するカギも同様、骨盤底筋という筋肉です。私は顔やおなかの筋肉にも興味を持っていましたが、骨盤底筋についても深く関心がありました。骨盤底筋に関する学会にも2016年ごろから数多く登壇し、研究成果を発表しています。また、医学専門誌では加齢に関する論文が何度も掲載されました。

骨盤臓器脱のMRI画像

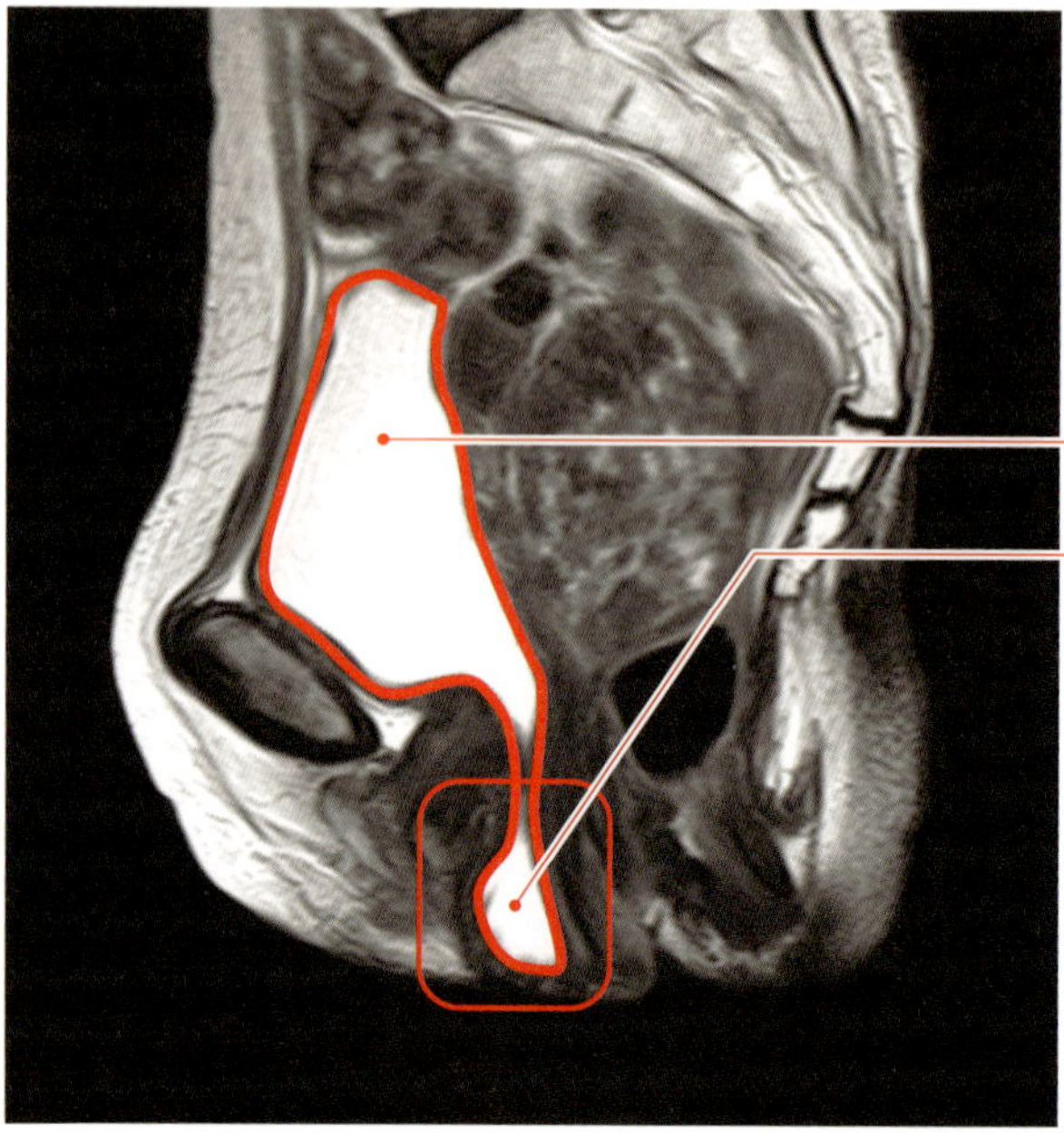

赤の太線で囲んだ部分が骨盤内にある膀胱。骨盤臓器脱で膀胱が変形し垂れ下がった

この本では、私のこれまでの骨盤底筋に関する研究成果を凝縮し、わかりやすい表現で伝えています。画像診断医の強みを生かし、CTやMRIを用いて若年者とシニアの骨盤底筋を比較した画像も掲載しました。特にMRIは画像のコントラストが高く、骨盤の内部構造を明瞭《めいりょう》に描き出すことのできるのが利点です。実際に画像をご覧になると、中高年以降では骨盤底筋がこれほどまで薄くペラペラになるのか、ゆるくなるのかと、驚かれるかもしれません。でも、ご安心ください。本書ではゆるくなった骨盤底筋を効率的に鍛える「骨盤底筋1分体操」も

紹介しています。個人差はありますが、3カ月程度で骨盤底筋に張りが出てきて、下降した臓器も正常な位置に戻ることが期待できます。

骨盤臓器脱や尿もれはQOL（クオリティ・オブ・ライフ＝生活の質）を著しく低下させます。尿もれを気にして、引きこもりになるシニアも少なくありません。それどころか、排尿トラブルは老化を加速させ、慢性的な夜間頻尿になると死亡率が2倍になるという研究報告もあります。骨盤臓器脱自体は命にかかわる病気ではありませんが、膀胱や子宮といった内臓が体外へと脱出することで、外出がおっくうになるなど、さまざまな弊害が出てきます。

50歳以上の人に起こりやすい骨盤底筋の衰えと、それによる下半身のトラブルは、本書を熟読して体操を実践すれば、必ず光明が見えてくるはずです。「人生100年時代」といわれて久しいですが、尿もれや骨盤底筋のゆるみ、骨盤臓器脱を克服して、いつまでも元気で楽しい毎日を送りましょう！

目次

第3章

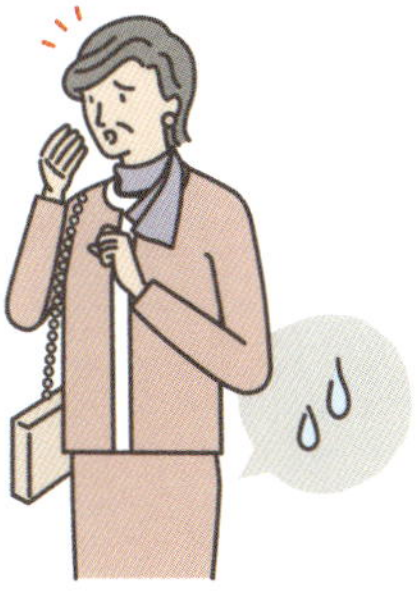

第4章 骨盤底筋のゆるみを正し骨盤臓器脱の違和感・不快感から尿もれ・頻尿・尿意切迫感など排尿トラブルも退く骨盤底筋1分体操

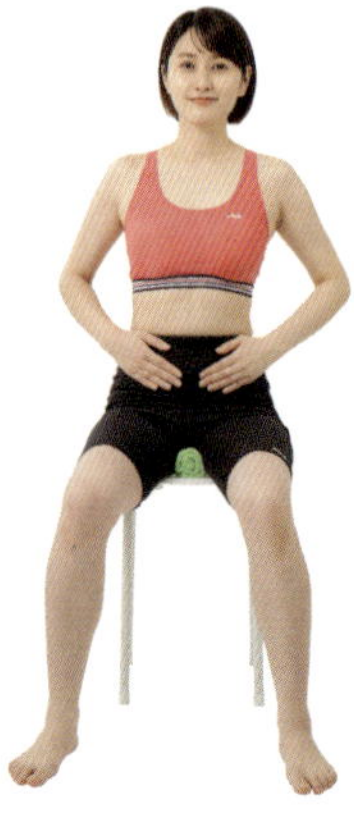

82 骨盤底筋1分体操⑥ 呼吸を意識して行うと骨盤底筋がさらに強化！ 内蔵リフトアップ
84 骨盤底筋1分体操⑦ 「お尻をギュッ」の効果がいっそう高まるもれ止めエクサ
86 骨盤底筋1分体操を行ったら尿もれ・残尿感、下腹部の違和感・不快感のすべてが改善したと海外の研究で報告

第5章 臓器の垂れ下がりが治まり膣の違和感も解消した！ 尿もれ・頻尿・尿意切迫感が改善しトイレの悩みがなくなった！ 骨盤底筋1分体操 体験&実例集
87

88 MRIの画像で確認！ 骨盤臓器脱で変形し垂れ下がった膀胱が骨盤底筋1分体操で正常な位置に戻った
90 骨盤底筋1分体操で骨盤底筋の筋肉に厚みが増して垂れ下がりも解消！ 尿もれや残尿感も大幅改善
92 骨盤臓器脱で起こった膣の違和感や尿もれが骨盤底筋1分体操で軽快し重い物を持っても平気になった

第6章 突然起こる尿意や下腹部の不快感を防ぐ！ 骨盤底筋への負担が軽くなり膀胱や子宮、膣の違和感を抑えるOK習慣・NG習慣
93

94 50歳以降の女性は女性ホルモンの減少で筋肉のハリが失われるため骨盤底筋への負担を軽減させる生活の工夫が不可欠
97 重い物を持つのは厳禁！ おなかに圧力が強くかかって臓器がずり落ちやすくなるため、買い物ではまとめ買いを控えよう
100 体重をこれ以上増やさない！ 重力がかからない水中ウォーキングがおすすめで腹圧が抑えられ骨盤底筋への負担も軽減

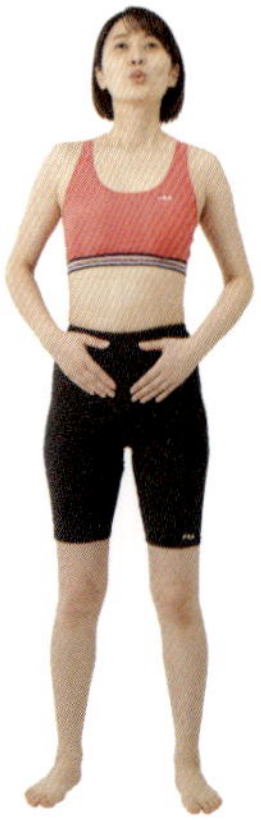

第1章

高齢者の引きこもりは尿もれから始まる!?

夜間頻尿があると死亡率が2倍に!

決して軽視してはいけない排尿トラブル

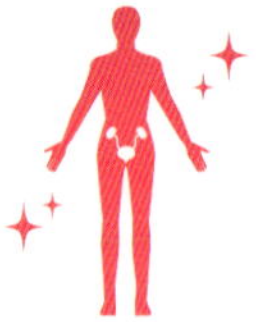

尿もれ・頻尿は放っておくと悪化！ 外出できずに引きこもり 夜は不眠が続く……排尿トラブルが老化を加速させる

年齢を重ねるにつれて、「トイレが近くなった」「おしっこを我慢できずにもらしてしまう」「常に残尿感がある」といった悩みが増えたという人が多いと思います。50歳を過ぎたころから、お米の袋などの重い物を持ち上げたり、くしゃみやセキをしたり、大笑いをしたり、信号で小走りをしたり……そんな何気ない日常の動作で、尿もれを経験するようになった人も少なくないでしょう。

さらに**女性は、骨盤底筋という筋肉のゆるみによる「骨盤臓器脱」も起こりやすくなります。**骨盤臓器脱は、膀胱《ぼうこう》や子宮、直腸などの骨盤内にある臓器が垂れ下がり、「股《また》の間から何かがはみ出てきた」「歩くと股がこすれて痛い」といった不快症状を引き起こし、日常生活にも大きな支障をきたす病気です。

下半身の悩みは家族や友人にも相談しづらく、受診をためらう人も少なくないでしょう。**尿もれや頻尿が心配で外出できずに引きこもり、夜中に何度もトイレに起きて**

排尿トラブルで医療機関を受診しない理由

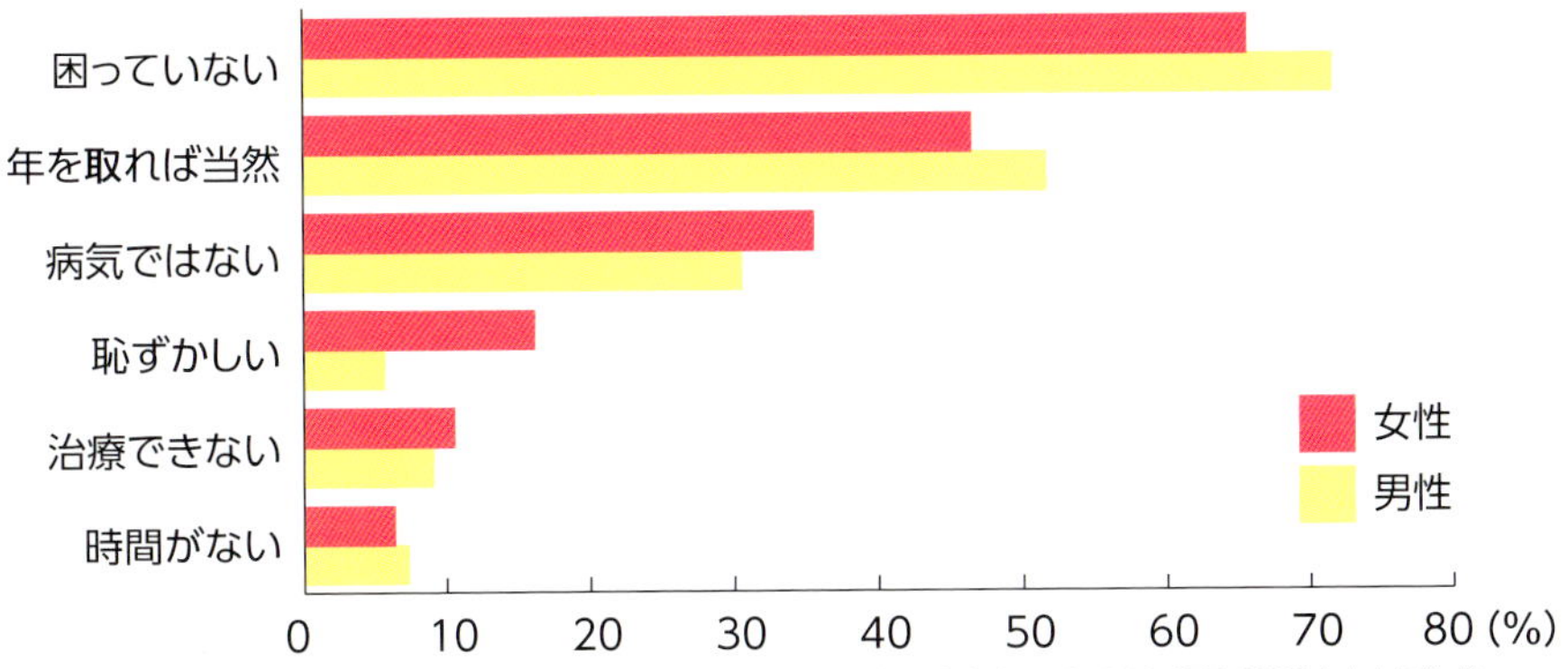
困っていない
年を取れば当然
病気ではない
恥ずかしい
治療できない
時間がない
女性
男性
0
10
20
30
40
50
60
70
80 (%)

（出典：「排尿に関する疫学的研究」日本排尿機能学会誌14(2):266-277,2003をもとに作成）

睡眠不足になると、老化を加速させる原因になります。さまざまな体のトラブルも招き、生活の質（ＱＯＬ）を著しく低下させてしまうのです。

でも、安心してください。**排尿トラブルは適切な治療を受けて生活習慣を見直し、さらに骨盤底筋の筋肉を鍛えることで、改善できるケースが決して少なくありません。**少しでも気になる症状があったら、まずは医療機関で相談しましょう。女性専門の泌尿器《ひにょうき》科のほか、骨盤底筋のトレーニングを指導する病院も増えています。気軽に受診してみてください。

排尿トラブルは、誰もが一度は経験する身近な問題です。正しい知識を持ち、早めの対策を講じることで、快適な生活を取り戻せます。自分の体の変化に目を向け、医師など専門家のサポートを受けることが、健康で活動的な日常を維持するカギとなるでしょう。

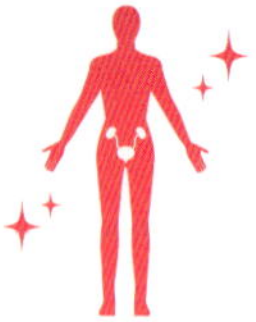

夜間に2回以上トイレに起きる人は**死亡率が2倍も高いと判明！**
トイレに行くときの**転倒リスク**も高まる

さまざまな排尿トラブルの中でも、悩む人が特に多いのが、就寝後に尿意で目が覚める「夜間頻尿」。**就寝中に何度もトイレに駆け込むのが夜間頻尿と思っている人がいますが、排尿のために1回起きるだけでも夜間頻尿です。**夜間頻尿が起こる主な原因には、①尿量が多い、②膀胱《ぼうこう》の容量の減少、③睡眠障害の3つが挙げられます。夜間頻尿は男女ともに多い症状で、予備群も含めると40歳以上の約4500万人に起こっていると推測されています。**夜間頻尿は日常生活に大きな支障をきたし、健康寿命にも深刻な影響を及ぼすため、決して軽く考えないようにしてください。**

日本排尿機能学会・日本泌尿器《ひにょうき》科学会の「夜間頻尿診療ガイドライン」によると、**一晩に2回以上の夜間頻尿がある高齢者は、1回以下の人に比べて死亡率が約1・98倍にも高くなる**ことが報告されています。

さらに、2回以上の夜間頻尿があると死亡率は29％増加。3回以上の夜間頻尿では

夜間頻尿の回数による生存率

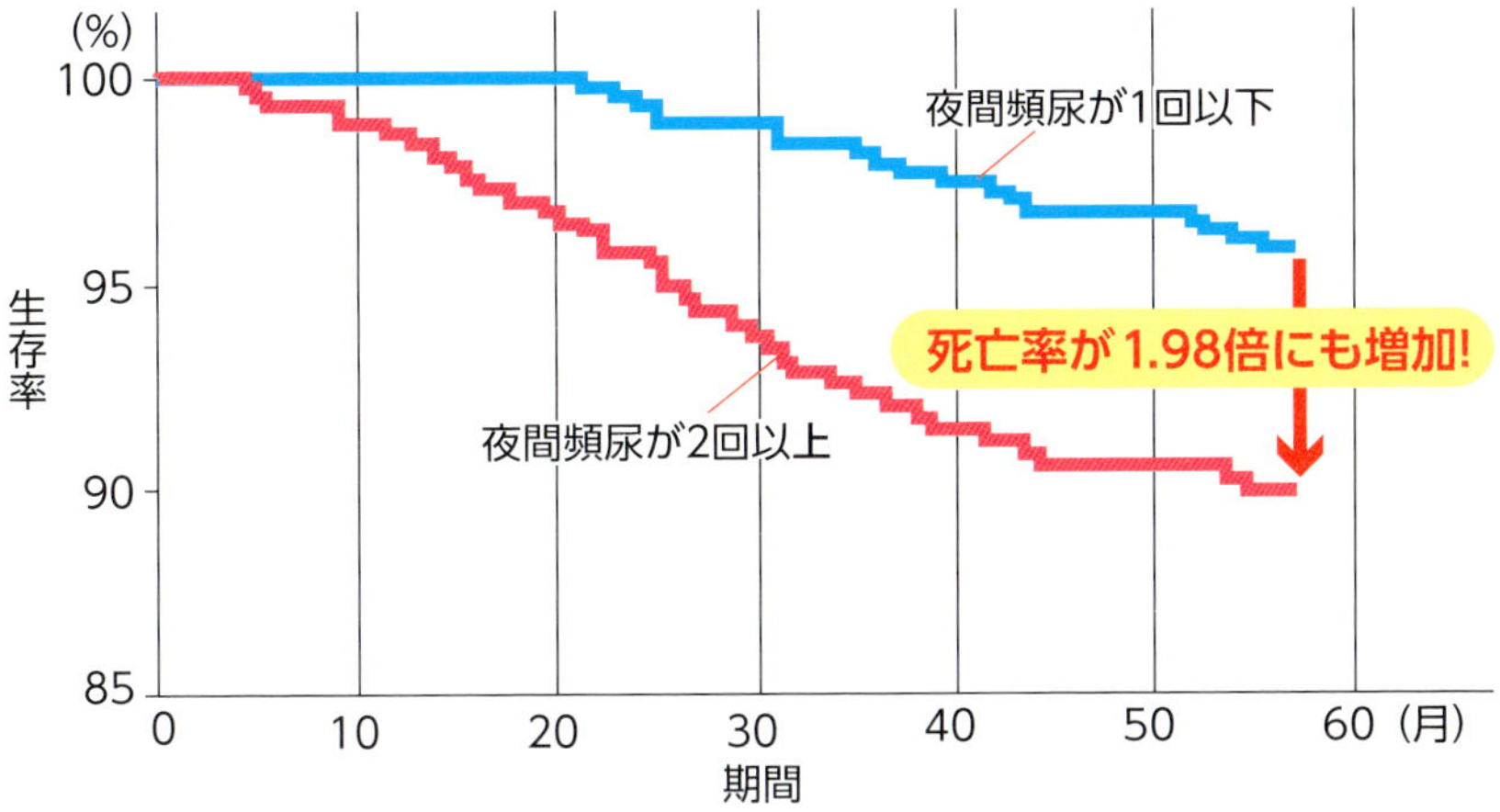
(%)
100
95
90
85
生存率
0
10
20
30
40
50
60（月）
期間
夜間頻尿が1回以下
夜間頻尿が2回以上
死亡率が1.98倍にも増加!

（出典：Nakagawa H et al.:J Urol.2010;184,1413-1418をもとに作成）

死亡率が46％も増加することが指摘されています。**夜間頻尿が死亡率を高める原因には、転倒事故や睡眠の質の低下が関係している**と考えられます。夜間、トイレに行くさい、足もとのふらつきや室内の暗さによる視界不良が転倒のリスクを高めてしまうのです。

米国の研究機関の調査によると、一晩に3回以上の夜間頻尿があると、トイレに行くさいの転倒リスクが1・28倍にまで増加すると報告されています。

例えば、高齢の方が転倒して太ももを骨折すると、筋力や心身の活力が低下して介護が必要になりやすいフレイルという状態になるばかりか、寝たきりになることもあります。そして寝たきりが続くと認知症を招く原因にもなるのです。

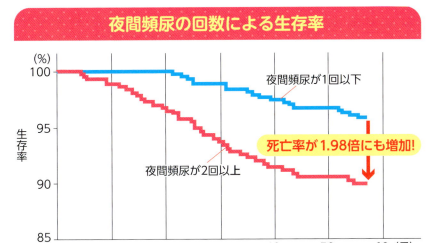

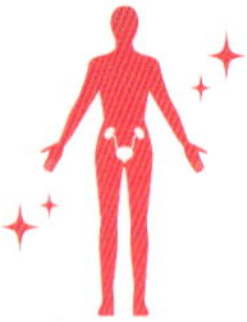

小さな不快感でも我慢は禁物！
尿もれ・頻尿、排尿時の痛み・違和感があれば重病のサインの恐れ

尿もれや頻尿に悩むようになっても、初めのうちは「年だからしかたない」と軽視する人も多いと思います。実際にはほとんどの場合、適切な治療を受け、体操などの対策を取ることによって、トイレの回数が少なくなったり、尿もれの頻度が明らかに減少したりするなど症状は改善されます。ところが、**排尿トラブルは年齢だけが原因ではなく、重大な病気が潜んでいることがあるので、決して軽く考えてはいけません。**

例えば、**排尿時に痛みや残尿感を感じる場合には細菌性の「膀胱炎《ぼうこう》」が疑われます。**膀胱炎は、尿道を経由して細菌が膀胱に侵入し、膀胱の粘膜に炎症を起こすことで発症します。女性は尿道が短いために細菌が入り込みやすいことから、特に女性に多く見られる病気です。

細菌性の膀胱炎はトイレを長時間我慢すると感染しやすくなるので要注意。疲れや

こんな排尿トラブルは重病のサイン!?

頻尿＋
排尿時の痛み・残尿感
↓
細菌性の膀胱炎

尿道内に細菌が侵入して膀胱の粘膜に炎症が起こる病気。トイレを長時間我慢すると感染しやすくなる。女性は尿道が短いために細菌が入り込みやすい。

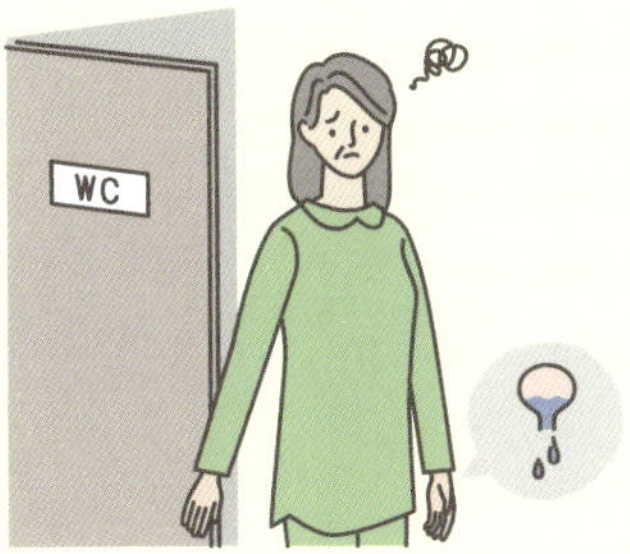

頻尿＋
下腹部の痛み・残尿感・尿もれ
↓
間質性膀胱炎

膀胱に原因不明の炎症が起こり、昼夜の頻尿のほか下腹部の痛みや残尿感・尿もれ・尿意切迫感が起こる。細菌性ではおしっこを出しきったときに痛みが起こるのに対し、間質性膀胱炎では膀胱に尿がたまるときに痛む。

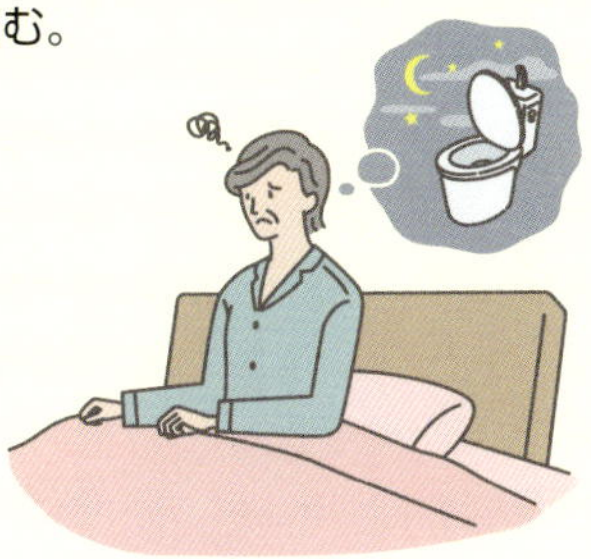

ストレス、冷えが原因となることも少なくありません。膀胱炎を放置したり十分な治療を受けなかったりすると、くり返しやすくなります。多くの場合、尿検査のみで診断できます。さらに、抗生物質の薬で治療が可能なため、トイレが近くなったのに加えて排尿痛が起こったときは、早期に泌尿器科《ひにょうき》を受診するようにしてください。

膀胱に尿がたまると下腹部に強い痛みを感じ、残尿感も伴う場合には「間質性膀胱炎」という病気も考えられます。細菌性の膀胱炎であれば抗生物質で症状が改善しますが、間

こんな排尿トラブルは重病のサイン!?

頻尿＋
腰・背中・腹部の痛みや
血尿・膿尿

↓

尿路結石

尿に含まれるカルシウムやマグネシウム、尿酸などが腎臓や膀胱で結晶化して起こる。結石が尿の通り道につまると尿の流れが妨げられて激しく痛む

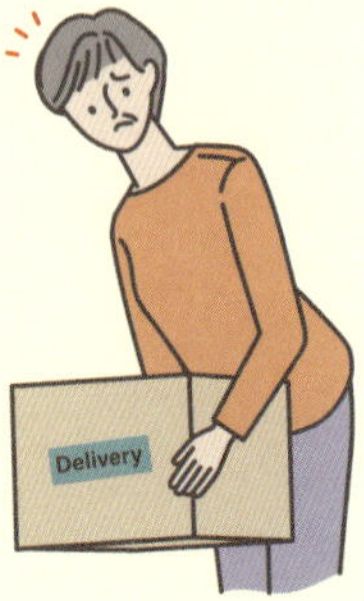

頻尿＋
血尿や排尿時の痛み

↓

膀胱がん・前立腺がん

膀胱がんは血尿や排尿時の痛みのほか、残尿感や尿意切迫感が起こりやすい。男性に起こる前立腺がんは多くの場合、自覚症状はないが、尿が出にくい、排尿の回数が多いといった症状が現れることがある

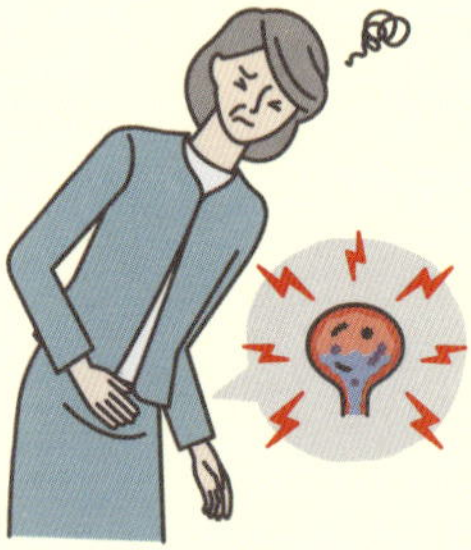

質性膀胱炎は薬で症状が治まらないのが特徴です。原因はまだ解明されておらず、生活に支障をきたす場合には内視鏡による手術も検討されます。

頻尿に加えて、血尿が出たり排尿時に痛みがあったりする場合には「膀胱がん」も疑われます。男性の場合は「前立腺《ぜんりつせん》がん」も否定できません。

頻繁や尿もれは、生活の質を大きく低下させるだけではなく、重大な病気のサインである可能性もあります。排尿時に違和感があるときは、速やかに医療機関を受診しましょう。

中高年女性の排尿トラブルの重大原因が「過活動膀胱」で、水の音を聞くだけ、水に触れるだけで強い尿意が起こる

尿もれや頻尿のために医療機関で検査を受けても病気が見つからなかったり、原因と思われる病気を治療しても症状があまり改善しなかったという人はいないでしょうか。こうした場合、「過活動膀胱《ぼうこう》」と呼ばれる状態が関係しています。

過活動膀胱は、膀胱に十分な量の尿をためておくことが難しくなる状態のこと。主な症状に「尿意切迫感」があります。突然、我慢できないほどの強い尿意に襲われたり、トイレに行ったばかりなのにまた尿意を感じたり……。ときには冷たい水に触れたり、水の音を聞いたりするだけでも尿意が誘発されます。

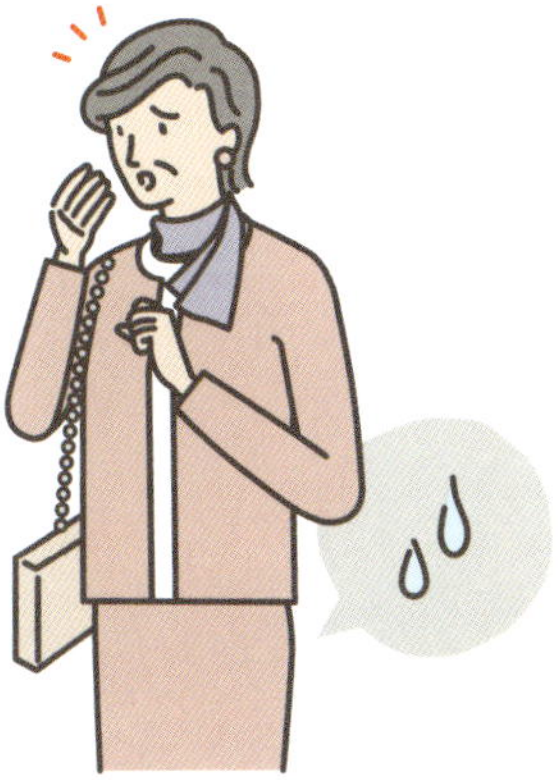

過活動膀胱が起こる大きな要因として、膀胱の柔軟性の低下や加齢による骨盤底筋の衰えが挙げられます。特に更年期前後の40～50代の女性は、女性ホ

過活動膀胱の年齢別罹患率

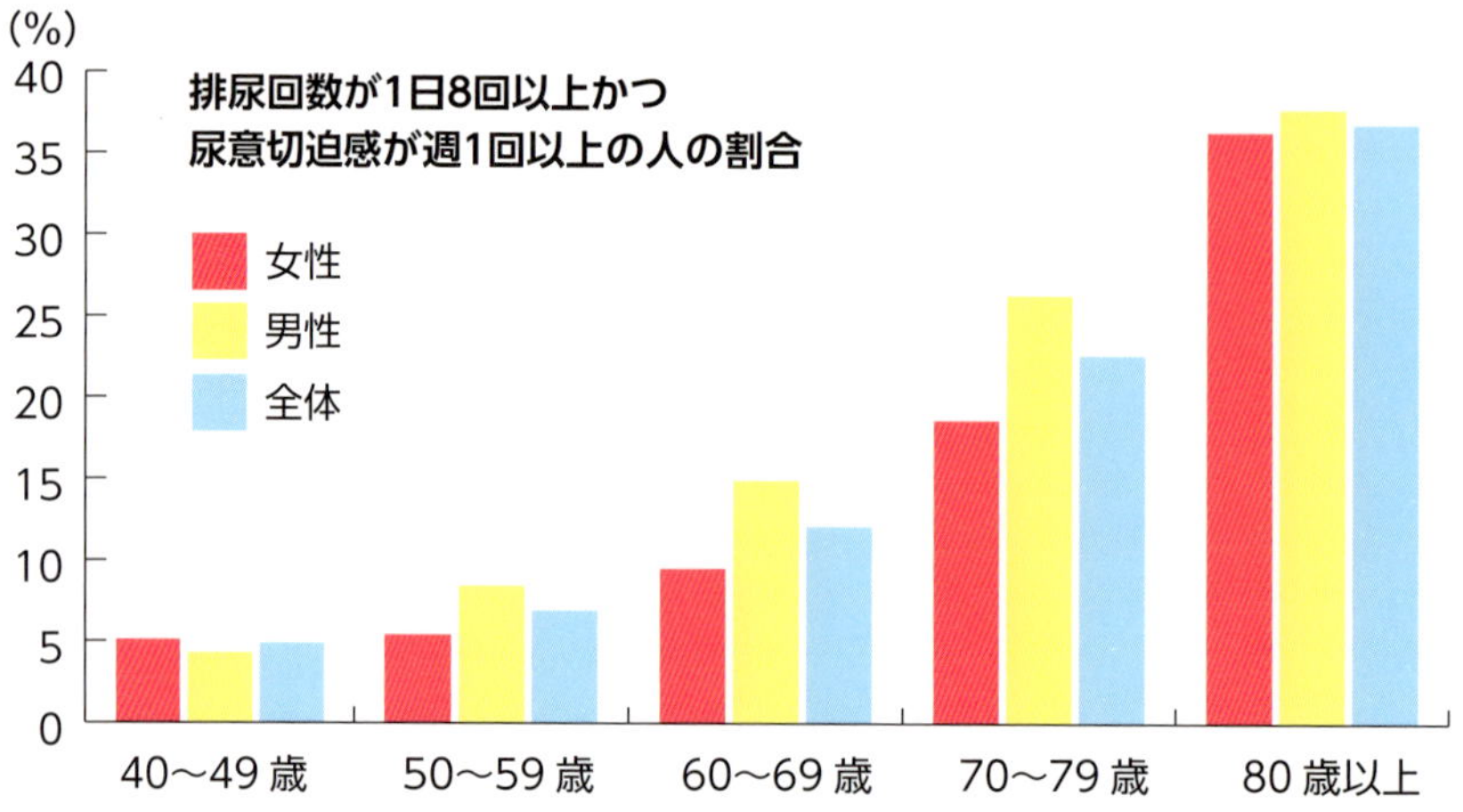
(%)
40
35
30
25
20
15
10
5
0
排尿回数が1日8回以上かつ
尿意切迫感が週1回以上の人の割合
女性
男性
全体
40〜49歳
50〜59歳
60〜69歳
70〜79歳
80歳以上

(出典:「排尿に関する疫学的研究」日本排尿機能学会誌14(2):266-277,2003をもとに作成)

ルモンが急激に減少することによって骨盤底筋がゆるみやすく、尿意切迫感や頻尿をもたらします。骨盤底筋の衰えは過活動膀胱のリスクを高めるのです。

さらに、**過活動膀胱は骨盤臓器脱によっても起こります。**骨盤臓器脱は骨盤底筋の衰えが原因で起こる病気です。骨盤底筋は膀胱や子宮、直腸などの骨盤内の臓器を支える重要な役割を果たしています。そのため、膀胱・子宮・直腸などの臓器が正常な位置から垂れ下がり、**尿意切迫感や頻尿、尿もれといった過活動膀胱に類似した症状が起こることも珍しくありません。**

過活動膀胱には薬による治療のほか、生活習慣の改善や骨盤底筋を鍛える体操が行われます。**特に骨盤底筋のトレーニングは、尿意を我慢する筋**

過活動膀胱症状チェックリスト

以下の症状が過去1週間でどれくらいの頻度で起こりましたか?

質問	症状	頻度	点数
1	朝起きたときから寝るときまでに何回くらいおしっこをしましたか	7回以下	0
		8〜14回	1
		15回以上	2
2	夜寝てから朝起きるまでに何回くらいおしっこをするために起きましたか	0回	0
		1回	1
		2回	2
		3回以上	3
3	急におしっこがしたくなり我慢が難しいことがありましたか	なし	0
		週に1回より少ない	1
		週に1回以上	2
		1日1回くらい	3
		1日2〜4回	4
		1日5回以上	5
4	急におしっこがしたくなり我慢できずにおしっこをもらすことがありましたか	なし	0
		週に1回より少ない	1
		週に1回以上	2
		1日1回くらい	3
		1日2〜4回	4
		1日5回以上	5

1 質問3が2点以上
過活動膀胱の可能性がある

2 合計点数が3点以上

過活動膀胱が疑われます!

過活動膀胱の重症度を合計点数でチェック!

5点以下→**軽　症**　6〜11点→**中等症**　12点以上→**重　症**

(出典:「過活動膀胱診療ガイドライン[第2版]」:日本排尿機能学会編集をもとに作成)

力を強化して膀胱の働きをコントロールすることが期待できます。

尿意を感じたさいにすぐにトイレに駆け込むことなく、排尿間隔が徐々に延びるようになります。

過活動膀胱の治療では、膀胱の過剰な収縮を抑える抗コリン薬やβ《ベータ》3アドレナリン受容体作動薬という薬が使用されます。膀胱の働きが安定するようになって尿意切迫感や頻尿の症状が和らぎます。ただし副作用の心配もあるため、医師の指導のもとで使用することが重要です。

生活習慣の見直しも重要です。**カフェインやアルコールの摂取を控えることで過活動膀胱の症状が軽減したという報告があります。**カフェインはコーヒー、お茶、コーラ、エナジードリンクなどに含まれているため、こうした飲料のとりすぎには十分注意しましょう。さらに、**肥満は過活動膀胱のリスクを高めるため、適正体重（101ページ参照）の維持も大切です。**

過活動膀胱は、生活の質に大きな影響を与える可能性があります。しかし、正しい知識を得て、適切に治療すれば、多くの症状が改善されます。気になる症状があれば早めに医療機関を受診することが大切です。

第2章

尿もれ・頻尿・下腹部の違和感・不快感は

人類の進化で起こった骨盤の構造が原因!?

骨盤の衰えのしくみを最新画像で徹底解剖

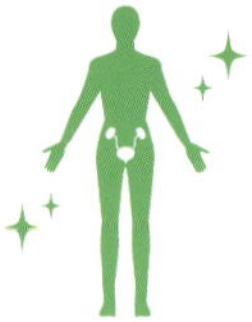

排尿トラブルの意外な原因は人類の進化の失敗!? 4足歩行から2足歩行になった結果、内臓が骨盤の底の穴にずり落ちやすくなった

人類は、4足歩行から直立の2足歩行へと進化したことで両手を自由に使えるようになり、物を持ち運ぶことができるなど、生きていくうえでの利便性が大きく向上しました。

画期的な進化でしたが、意外な弊害も生まれました。**それが尿もれや頻尿、残尿感、下腹部の違和感や不快感といった下半身の悩みです。**なぜ、2足歩行が下半身の不調を招いたのでしょうか。その謎をひも解くカギは、**2足歩行に伴う「骨盤の進化」**にあります。

骨盤は、背骨（脊椎《せきつい》）と太ももの骨（大腿骨《だいたいこつ》）の間で体を支える骨の総称です。そして骨盤内部には、膀胱《ぼうこう》や尿道、直腸や肛門《こうもん》のほか、女性なら子宮や膣《ちつ》、男性なら前《ぜん》立腺《りっせん》など、多くの器官があります。

では、人類が進化を遂げる前、4足歩行をしていたときの内臓はどんな状態だった

4足歩行と2足歩行の骨盤の構造の違い

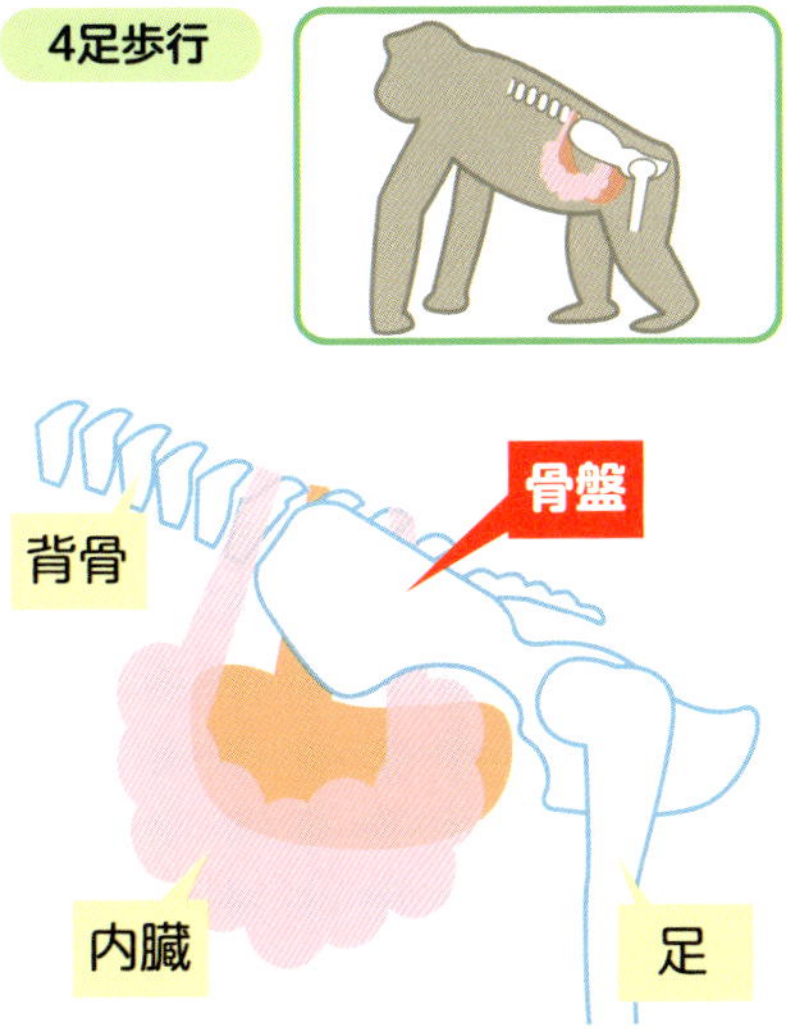

4足歩行では、骨盤は背骨の後方にあり、腸や膀胱などの内臓は背骨からぶら下がっていた

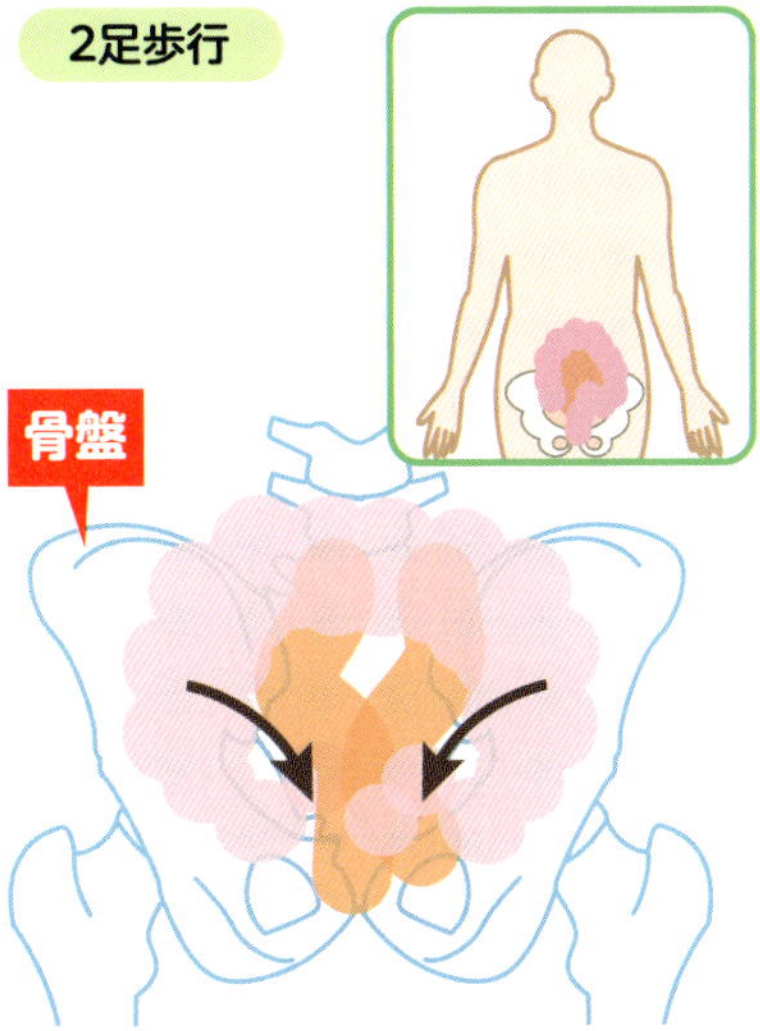

2足歩行になった結果、骨盤は内臓の受け皿のように下に位置し、内臓が骨盤底の穴にずり落ちやすくなった

のでしょうか。実は、内臓は背骨からぶら下がることで支えられており、体を横から見ると骨盤は背骨の後方にありました。**ところが、4足歩行から2足歩行へと進化を遂げた結果、骨盤と内臓の位置関係が大きく変化。背骨が起き上がるような形となり、骨盤は内臓の受け皿のように下に位置するようになりました。**そのため、内臓は骨盤の底にある穴に向かってずり落ちやすくなってしまったのです。

人類は2足歩行によって大きな進化を遂げましたが、骨盤に限っていえば、進化は失敗だったといえるのかもしれません。

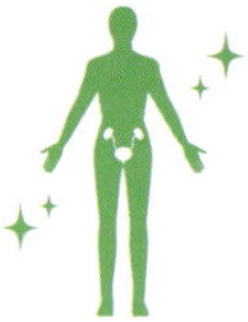

人間の脳が発達し出産で頭が通過できるように**骨盤内の産道が巨大化！** 骨盤の底で**内臓がいっそう下がりやすくなった**

人類が4足歩行のときは、腸や膀胱《ぼうこう》などの内臓は背骨からぶら下がるようにして支えられていました。進化を遂げて2足歩行になると、内臓を支えるのは背骨から骨盤へと変化したのです。

また、**進化によって脳が発達したことにより、人類の頭蓋骨《ずがいこつ》は徐々に大きくなっていきました。それに伴って、母胎《ぼたい》内で生育する胎児の脳（頭部）も発達して大きくなっていったのです。すると、骨盤にも変化が現れます。出産のさい、大きな頭を通過させるために、とりわけ女性の骨盤底の穴は巨大化していったのです。**

2足歩行によって骨盤は内臓の受け皿のように横に広がりましたが、その結果、骨盤底の穴に向かって内臓がずり落ちやすくなるという弊害が起きました。そして、胎児の大きくなった頭を通過させるために骨盤内の産道が広がり、骨盤の底で内臓は押し合いながらさらに下がりやすくなったのです。**2足歩行へと進化することで脳は発**

女性の骨盤の構造

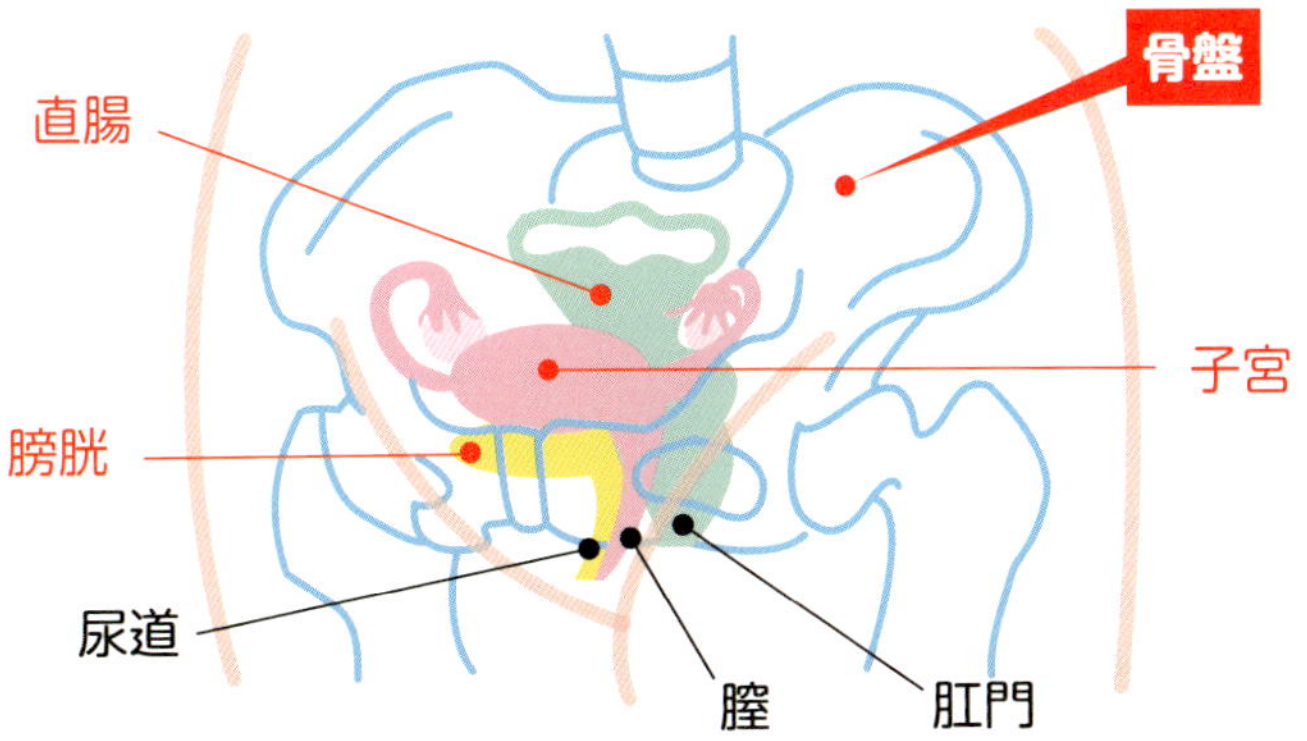

女性の骨盤内には膀胱と尿道、子宮と膣、直腸と肛門などの器官が収まり、骨盤の周囲にあるさまざまな筋肉によって骨盤の底の穴からずり落ちないように支えられている

達しましたが、骨盤内の内臓は安定性を欠くことになりました。

女性の骨盤内には膀胱や子宮、直腸などの内臓が収まっています。**内臓は4足歩行のときは背骨からぶら下がる形で安定していましたが、2足歩行になってからは筋肉が支えています。**

骨盤の周囲には、さまざまな筋肉が備わっています。その1つの腹横筋《ふくおうきん》は骨盤にくっついているインナーマッスル（体の深いところに位置する筋肉）で、背骨を支えるコルセットのようにおなかを包み込んでいます。太ももの内側についている内転筋は、骨盤とつながる股関節《こかんせつ》を内側に動かす働きがあります。こうした骨盤周囲の筋肉が、骨盤内にある内臓を支える役目も務めているのです。

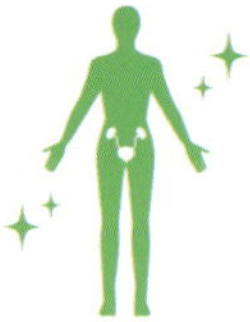

女性と男性の骨盤の違いを画像でチェック！　女性の骨盤は男性の骨盤に比べて幅が広く横に大きく広がっている

人間が直立して生活を送るようになってから、骨盤は上半身と下半身をつないで全身を支える土台としての役割を果たすようになりました。骨盤の中央に位置し、背骨と連結しているのが「仙骨《せんこつ》」。この仙骨の下部につながるのが、しっぽのなごりである「尾骨」。そして、骨盤の左右に存在する骨が「寛骨《かんこつ》」です。寛骨は腸骨・恥骨《ちこつ》・坐骨《ざこつ》の３つの骨が結合しています。仙骨・尾骨・寛骨をまとめて骨盤と呼んでいます。

中でも体を支える土台となっているのが、骨盤の後ろ側にある仙骨と腸骨です。仙骨は上半身の体重を受け止め、腸骨は地面から伝わる力を受け止めています。２つの骨を連結する仙腸関節によって、上半身と下半身の衝撃を吸収し、体の動きを安定させています。

女性の骨格は男性の骨格より一回り小さく、骨盤も同様ですが、形には大きな違い

女性と男性の骨盤の違い

骨盤を正面（おなか側）から見た画像

女性　横に大きく開いている

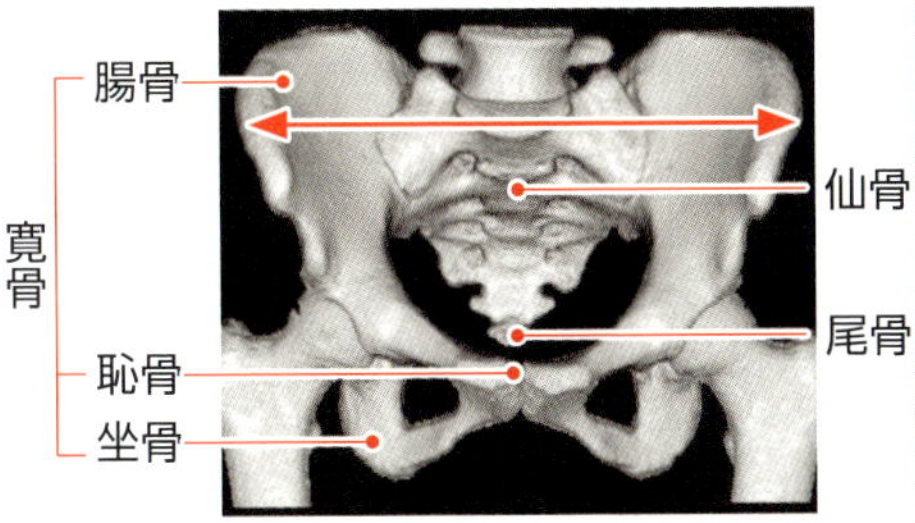

男性　女性に比べると狭い

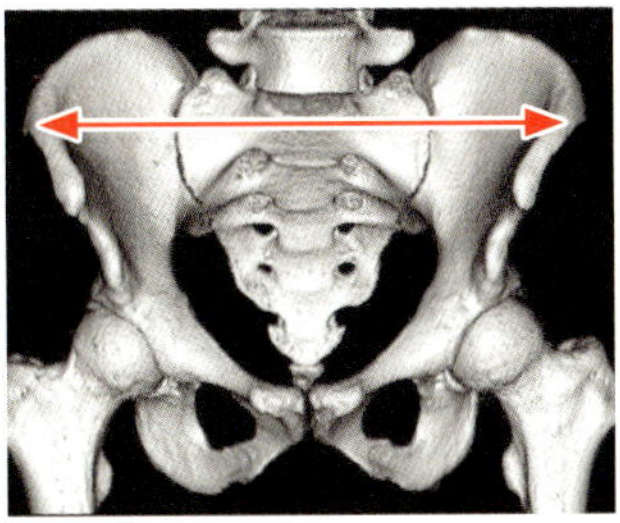

骨盤を側面（横）から見た画像

←前　幅が広い

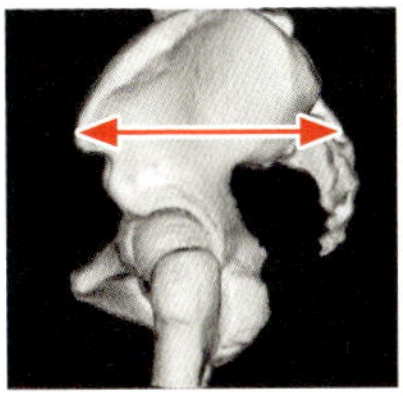

女性の骨盤は左右に大きく開いており、横から見ても幅が広いのがわかる

後ろ→　幅が狭い

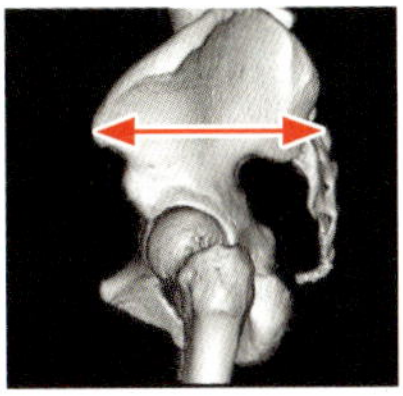

男性の骨盤は女性に比べると狭く、骨盤が立ったような形になっている

があります。まずは上の画像をご覧ください。これは、骨盤を体の正面（おなか側）から見た画像です。**女性の骨盤は横に大きく開いているのに対し、男性は女性に比べて狭く、骨盤が立ったような形になっています。体の側面（横）から見ても、女性の骨盤のほうが幅の広いことがわかります。**

次に32ページ上の画像を見てみましょう。この画像は骨盤を体の上（頭側）からのぞきこんだものです。**女性の骨盤の底は大きな楕円形《だえんけい》を描いているのに対し、男性の骨盤はハート型です。**さらに下から見ると、側面から見たのと同じように、女性では幅が広いことがわかるでしょう。

女性と男性の骨盤の違い

女性　　**骨盤を上（頭側）から見た画像**　　男性

大きな楕円形で丸みを帯びている

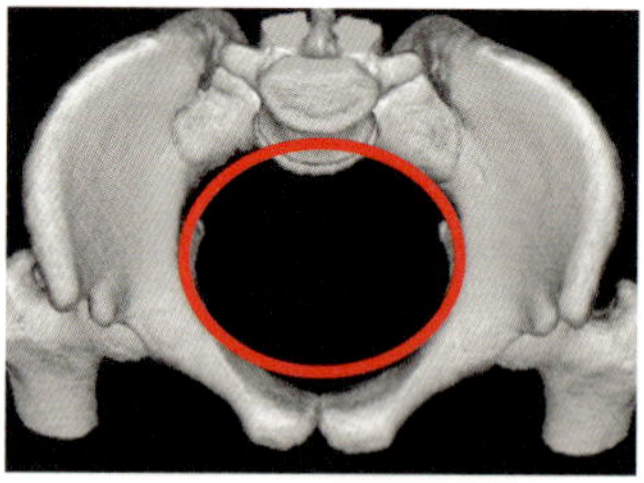

ハート型になっている

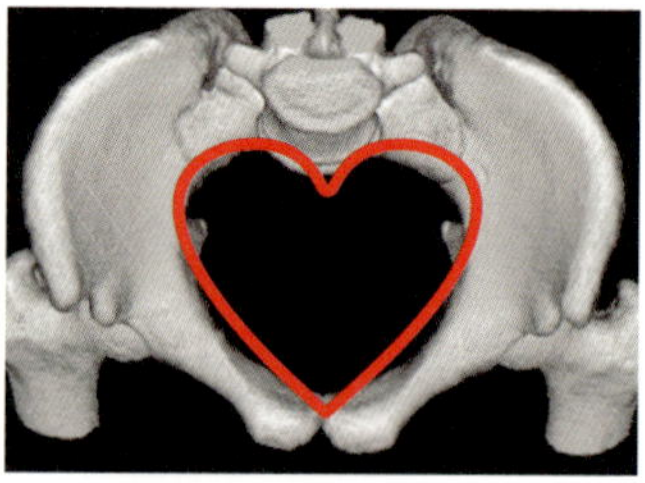

骨盤を下（足側）から見た画像

幅が広い

女性の骨盤は大きな楕円形で骨盤の穴の幅も広い

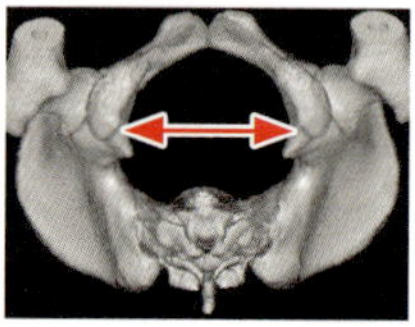

幅が狭い

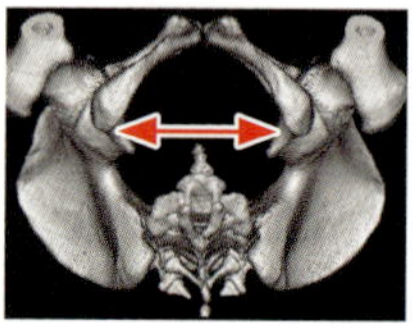

男性の骨盤はハート型で骨盤の穴は女性に比べて狭い

女性の骨盤は、男性の骨盤に比べて幅広く、丸みを帯びているのがおわかりいただけたかと思います。この最大の理由が、出産のときに赤ちゃんを通過しやすくするためです。さらに妊娠して大きくなった子宮を骨盤内に収めるために、横に広がった形状をしています。そして、妊娠・出産に備えて、骨盤の周辺にある筋肉も柔軟に伸び縮みしやすくなっているのです。

男性の場合、骨盤の底にある穴は肛門《こうもん》の1つだけに対し、女性の骨盤の底には尿道・膣《ちつ》・肛門と3カ所の穴が存在しています。骨盤内には尿道とつながる膀胱《ぼうこう》、膣とつながる子宮、肛門とつながる直腸など、男性よりも多くの内臓を支えています。

骨盤の底で内臓のずり落ちを防ぐのがハンモック状の骨盤底筋。加齢や出産で骨盤底筋がたるんで引き伸ばされる

骨盤周囲には腹横筋《ふくおうきん》や内転筋など、内臓を支えるためのさまざまな筋肉がついています。そして、**内臓のずり落ちを防ぐ最も重要な筋肉が「骨盤底筋」です。**

骨盤底筋とは、その名のとおり、骨盤の底辺にある筋肉の総称です。複数の筋肉の集合体であることから「骨盤底筋群」とも呼ばれています。**骨盤内側の壁から底にかけてハンモックのように、膀胱《ぼうこう》や子宮、直腸など骨盤の中にある臓器を包み込むようにして下から支えています。**ふだん意識することはありませんが、骨盤底筋は骨盤内の臓器を正しい位置に保つ働きをしているのです。

また、骨盤底筋は膣《ちつ》や肛門《こうもん》、尿道を動かすときに使われる筋肉でもあります。骨盤底筋に力を入れたりゆるめたりすることで、排尿や排便をコントロールしています。

骨盤底筋はハリのある健康な状態であれば、膀胱が骨盤の底にずり落ちる心配はほとんどありません。しかし、一般的に全身の筋力は加齢によって衰えていきます。も

ハンモック状の骨盤底筋

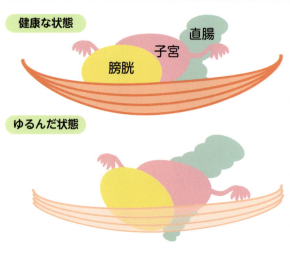

健康な状態

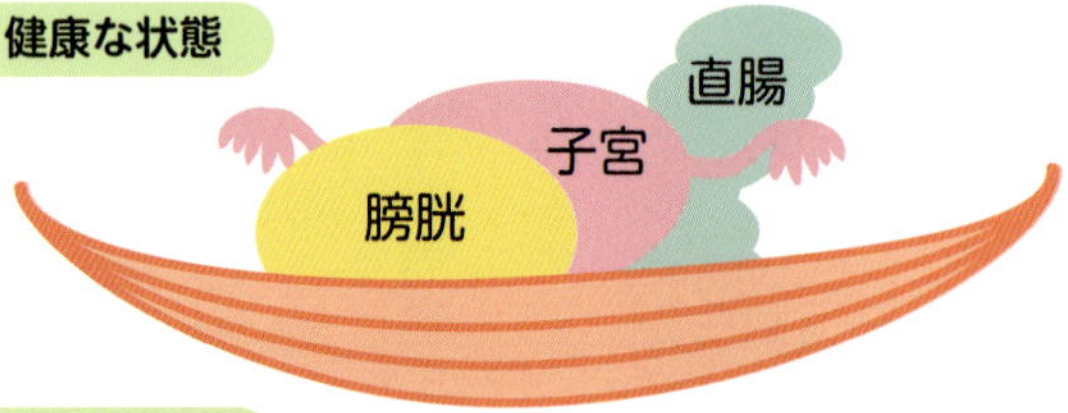

骨盤底筋は骨盤の底でハンモックのように膀胱や子宮、直腸などの臓器を支えて本来の位置に保っている

ゆるんだ状態

骨盤底筋がゆるむと、臓器が本来の位置に保てなくなって下に落ち、直腸などの臓器が膣からはみ出るようになる

ちろん、骨盤底筋も例外ではありません。男女を問わず、年齢とともに骨盤底筋の筋力はしだいに低下し、ゆるみやすくなるのです。

特に女性は、加齢以外にも骨盤底筋がゆるみやすくなる原因があります。男性の骨盤底筋は膀胱と直腸の2つの臓器を支えていますが、**女性は膀胱、直腸に加え、子宮という3つの臓器を支えているため、より衰えやすい傾向にあります。**女性は妊娠と出産によって骨盤底筋に大きな負担がかかります。妊娠中、胎児《たいじ》の重みは骨盤底筋にずっとかかっており、胎児の体重が少しずつ増えていくにつれ、重みも増していきます。さらに分娩《ぶんべん》時には、胎児の頭を通過させるために骨盤底筋が限界まで引き伸ばされ、骨盤底筋や神経が傷つけられることもあるのです。

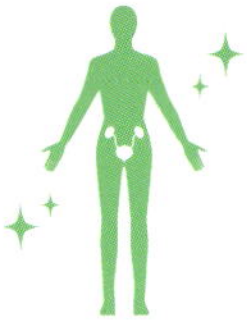

尿もれや頻尿など排尿トラブルがある人の膀胱を画像で見ると正常な位置より大きく下がり変形も確認できた

妊娠・出産のほか、**骨盤底筋の筋力が衰える原因としては便秘や肥満、力仕事などが挙げられます。**

便秘でいきむと腹圧が上昇し、骨盤底筋に負担がかかります。肥満の場合は骨盤底筋に過剰な圧力がかかり、常に引き伸ばされた状態となります。そのため、骨盤底筋がゆるみやすくなるのです。力仕事では、重い物を持ち上げるときなど、腹圧が急激に上昇します。その影響で骨盤底筋にも大きな負荷がかかります。また、大きな子宮筋腫《きんしゅ》や卵巣腫瘍《しゅよう》の重みも骨盤底筋の負担になります。

加齢をはじめ、さまざまな原因によって骨盤底筋はたるんだり、傷つけられたりします。その結果、**骨盤底筋の筋力は落ちて徐々に内臓を支えきれなくなり、膀胱《ぼうこう》が正常な位置よりも下がってしまうことがあるのです。**

膀胱は骨盤内にある袋状の臓器です。腎臓《じんぞう》から流れてくる尿をためておき（蓄尿）、

加齢とともに膀胱が下がり尿もれが起こる

健康な人の膀胱（20代）

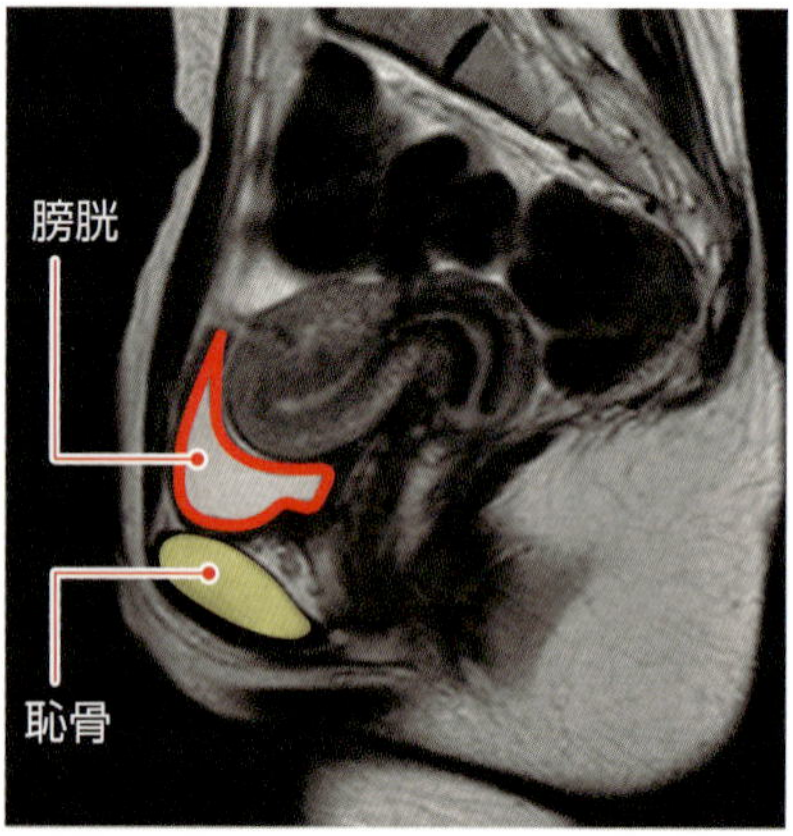

健康な人の膀胱は恥骨よりも上部にあるのがわかる

尿もれがある人の膀胱（60代）

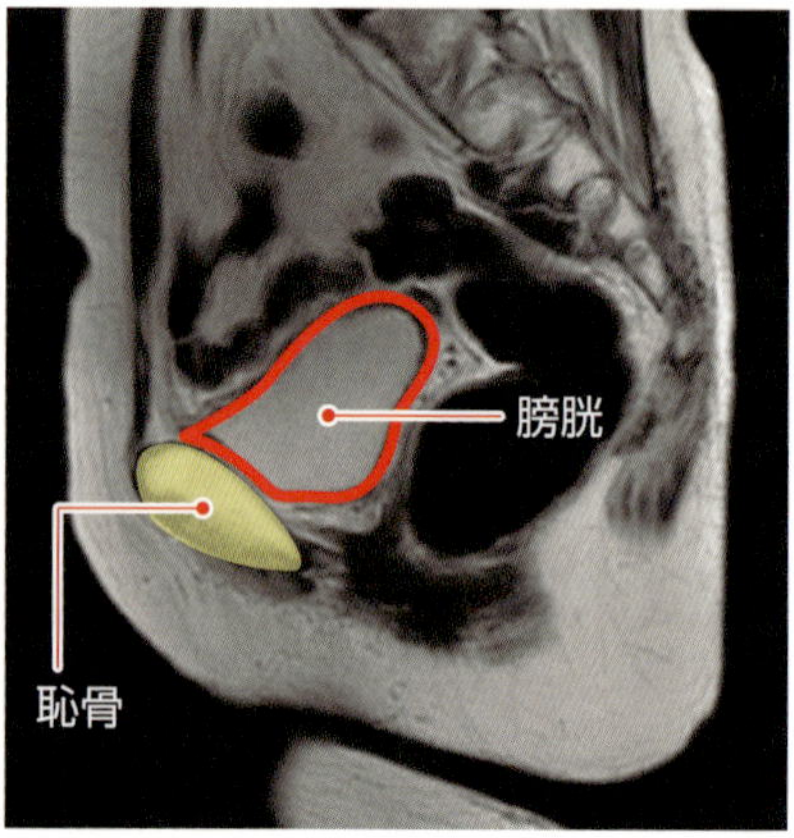

膀胱がずれ落ちて恥骨と同じ高さにまで下がっているのがわかる

ある程度の量に達すると外に出す（排尿）役割を果たしています。

膀胱の出口は尿道とつながっており、蓄尿では尿をためるために膀胱の筋肉がゆるみ、出口はきちんと締まります。排尿では膀胱の筋肉が収縮し、出口が開くというしくみです。

ところが、骨盤底筋がゆるんだりたるんだりすると、膀胱の位置が下がってしまいます。すると、膀胱の出口が広がるなどして、尿もれや残尿感につながることがあるのです。

実際、ＭＲＩ（磁気共鳴画像診断装置）という、体内の状態を断面像として描写する検査で調べると、正常な膀胱は出口がキ

膀胱が骨盤の底からはみ出た

骨盤臓器脱がある人の膀胱（70代）

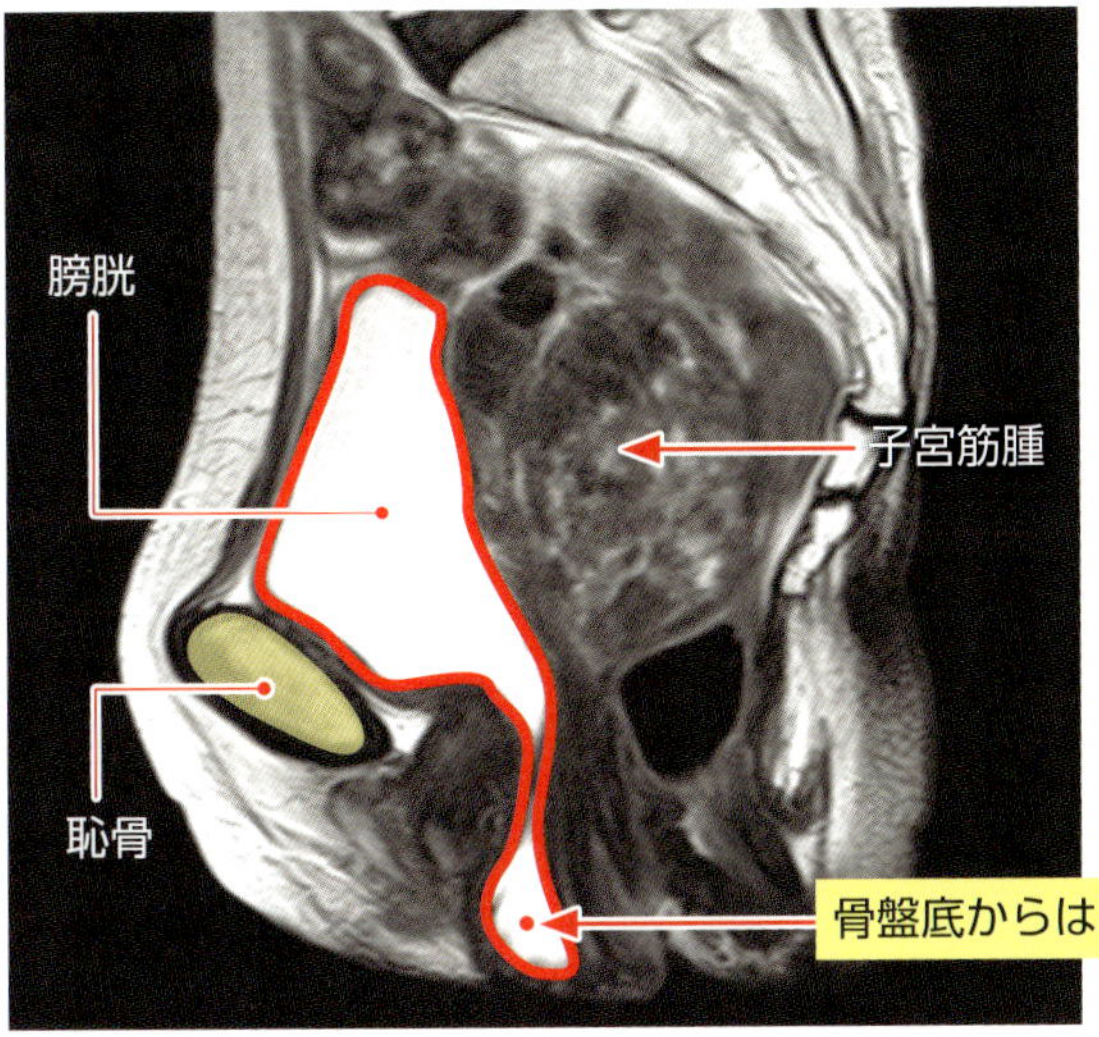

膀胱がずれ落ちた骨盤臓器脱（膀胱瘤）の人の画像。膀胱が変形して下側が恥骨よりも大きく下がり、骨盤の底からはみ出ているのがわかる（膀胱の後ろ側には子宮筋腫が確認できる）

ユッと締まっています。一方で、**尿もれや排尿トラブルがある人の膀胱は、正常な位置よりも下がっていたり変形したりしていることが確認できています。**

尿もれなど排尿トラブルに悩んでいる人はシニアや出産経験者に特に多く見られます。その大きな原因は骨盤底筋にあるのです。

骨盤底筋は重力に逆らいながら、下から筋肉で膀胱などの臓器を支えています。ただでさえ負担が大きいのですが、加齢とともに衰えやすくなることは避けられません。

逆に骨盤底筋を強化すれば、尿のトラブルを避けることができるはずです。

骨盤底筋を代表する筋肉「肛門挙筋」が加齢によってペラペラ化！
左右に広がってゆるみ骨盤の内部では子宮や直腸がずり落ちる

骨盤底筋は骨盤の底辺にある筋肉の総称で骨盤底筋群とも呼ばれています。骨盤底筋群には恥骨《ちこつ》直腸筋などの肛門《こうもん》挙筋のほか、外肛門括約筋《かつやくきん》、外尿道括約筋など、排便や排尿機能をつかさどる筋肉が集まっています。

中でも骨盤底筋群を代表する筋肉が、肛門挙筋です。肛門挙筋は腸骨尾骨筋、恥骨直腸筋、恥骨尾骨筋から構成されています。肛門挙筋は肛門の開閉を制御し、排便機能をサポートする働きをしています。私たちがふだん、問題なく排便できるのも肛門挙筋のおかげといっても過言ではありません。排便のさいにいきむと、肛門とつながっている直腸は下のほうへと引きずられます。肛門挙筋は直腸がずり落ちるのを防ぎ、骨盤のほうへと引っ張り上げる役割も果たしています。

加齢によって全身の筋肉が衰えてゆるむように、肛門挙筋も年齢を重ねるにつれてゆるんできます。年齢によって肛門挙筋はどう違うのか、ＣＴやＭＲＩを使って20代

骨盤底筋の1つ「肛門挙筋」

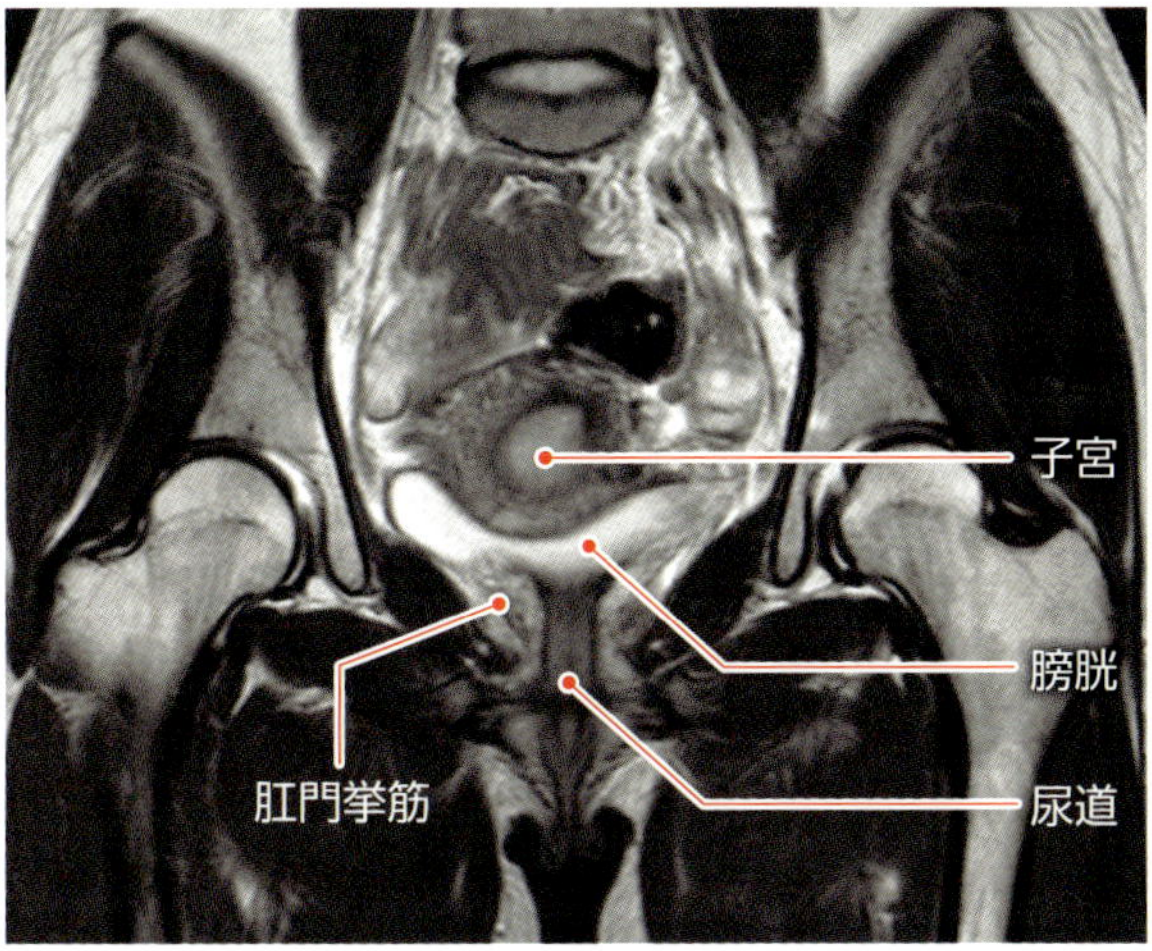

骨盤を正面（おなか側）から見た画像。骨盤底筋の１つが肛門挙筋。肛門挙筋は腸骨尾骨筋、恥骨尾骨筋、恥骨直腸筋で構成されている。骨盤の底にあって肛門を制御したり排便の機能をサポートしたりするなど重要な働きを担っている。骨盤内の内臓を正しい位置に保ち、尿もれや脱肛（痔）を防いでいる

女性と60代女性を比較してみました。すると、**20代女性の肛門挙筋は厚く、筋肉の構造が複雑になっていることがわかりました。**これは、肛門挙筋が発達し、十分に機能していることを意味しています。一方、**60代女性の肛門挙筋は加齢や出産によって薄くペラペラとしており、しかも左右の側方に向かってゆるんでいることが確認できました。**加齢によって肛門挙筋が衰えたことがわかったのです。

肛門挙筋が衰えた結果、本来、骨盤内にあるべき子宮や直腸が下垂してずり落ちていることもわかりました。肛門挙筋の筋力低下で、支えられなくなったことが原因です。さらに肛門挙筋の加齢による変化は、排便コントロールなどの低下につながることも考えられます。

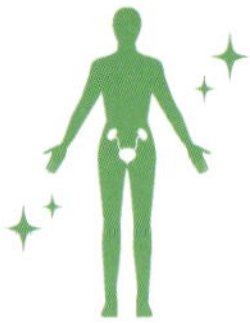

20代の肛門挙筋は上方に押し上がっているが、60代では真ん中がたわみ膀胱の出口が広がって尿もれ・頻尿が頻発

骨盤底筋の1つである肛門《こうもん》挙筋は、年齢を重ねるにつれて衰え、変化していきます。実際、肛門挙筋はどのように変化しているのでしょうか。それを調べるために、MRIを使って20代女性と50代女性の肛門挙筋を比べてみました。

肛門挙筋は複数の筋肉層から成り立っており、ある程度の厚みがあります。骨盤の底にあり、骨盤内にある臓器を保持するために上方に突き出ているのが特徴です。**20代女性の肛門挙筋の筋肉には厚みがあり、上方に押し上がっていて、骨盤内の内臓などをしっかりと支えていました。**

一方、50代の女性はどうだったでしょうか。MRIで撮影した画像を見ると、**肛門挙筋の筋肉は薄くてペラペラしています。しかも肛門挙筋は下がっており、内臓を支える役割を十分に果たしていないことが一目瞭然《りょうぜん》でした。**

さらに、加齢によって内臓脂肪が増加していたことが見て取れました。内臓脂肪と

20代と50代女性の骨盤底筋（肛門挙筋）の比較

20代女性

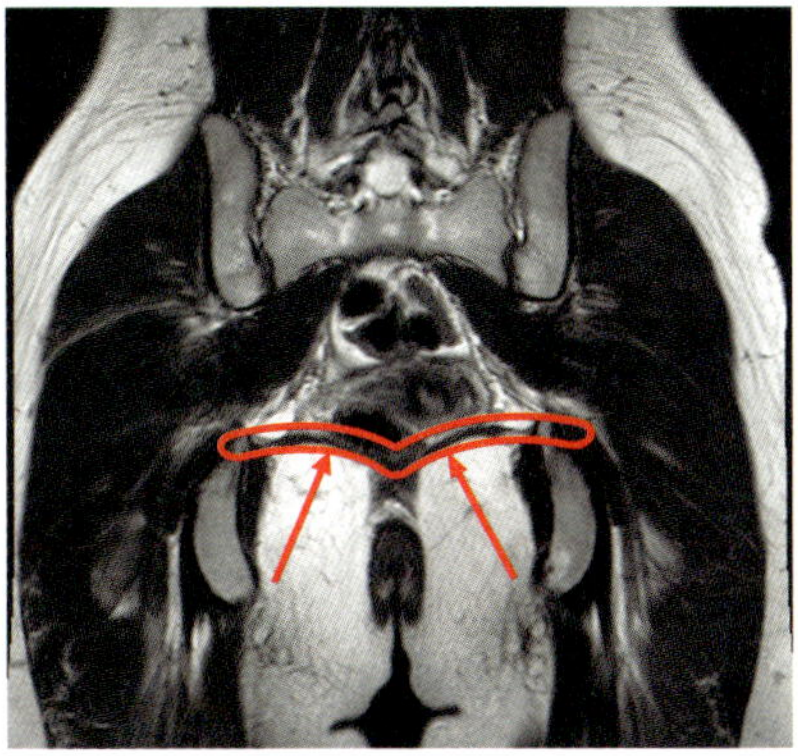

肛門挙筋の筋肉に厚みがあり、上方に押し上がっている

50代女性

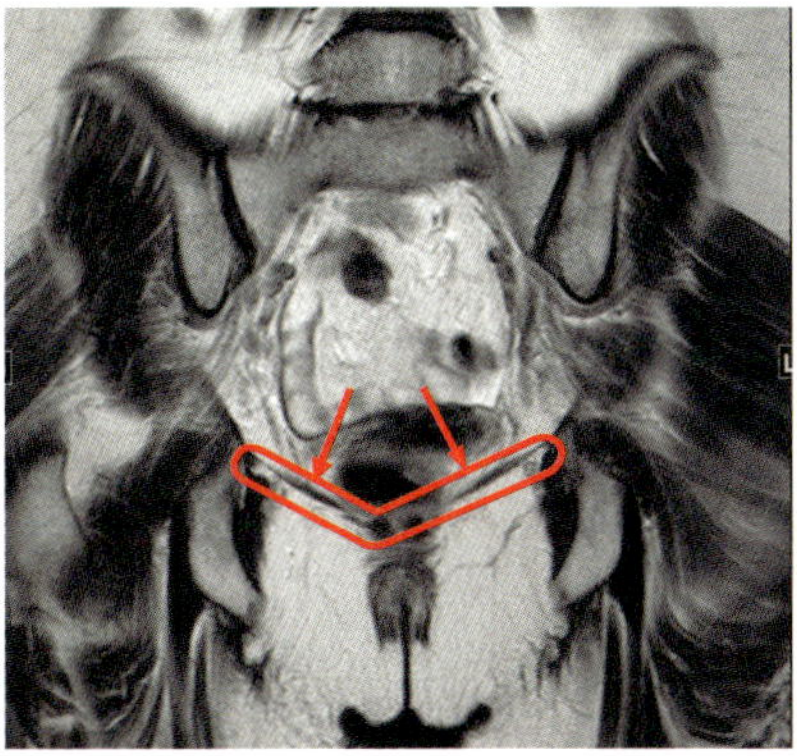

肛門挙筋の筋肉は薄く、内臓脂肪の増加も重なって下がっているのがわかる

は胃や腸などの臓器のまわりにつく脂肪のことで、体のエネルギーが不足したさいに素早くエネルギーに変換される脂肪です。加齢とともに代謝が落ちると内臓脂肪は増加する傾向にあります。50代女性では、その内臓脂肪が増加し、肛門挙筋で支えきれずに下垂していることも確認できました。

次に60代女性の肛門挙筋もMRIで確認しました。驚いたことに、**肛門挙筋の筋肉はさらに薄くなって中央部ではたわみ、深いV字型に下垂していたのです。**肛門挙筋には内臓を支える力がほとんどないように見えます。50代から60代とわずか10年の間で、肛門挙筋は想像以上に衰えることがわかりました。

中高年期における肛門挙筋のゆるみは、私た

60代女性の骨盤底筋（肛門挙筋）

60代女性①

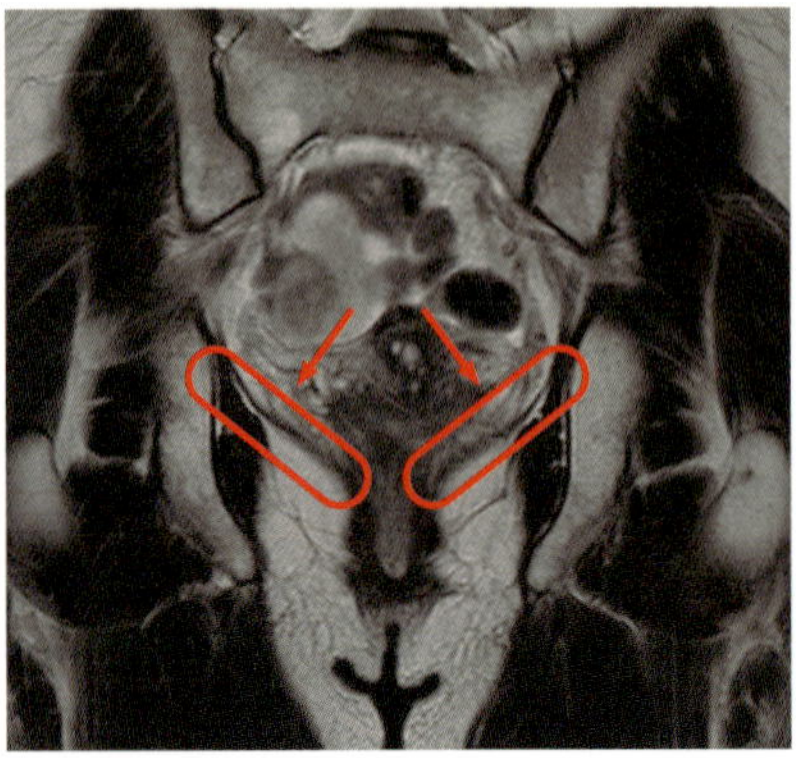

50代女性に比べてもさらに筋肉が薄くなり、深いV字型に垂れ下がっている

60代女性②

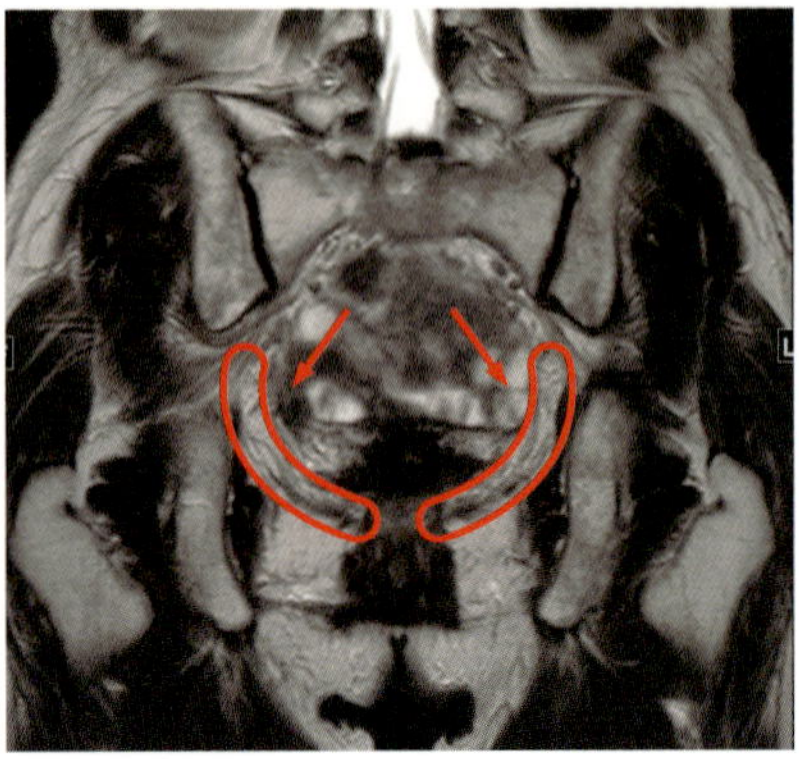

肛門挙筋がゆるんでたわみ、深く垂れ下がっている

ちにどんな悪影響を与えるのでしょうか。**骨盤底筋の要である肛門挙筋が衰えると、肛門の制御だけでなく、尿道を締める力も弱くなります。**そのため、セキやくしゃみなど、腹部に強い力がかかると尿もれを起こすことがあります。

尿道のゆるみに、加齢による膀胱《ぼうこう》の筋肉の衰えや膀胱の容量減少などが重なって、頻尿を招くこともあります。

肛門挙筋のゆるみは尿もれや頻尿だけでなく、50代以降の女性に起こりやすい「骨盤臓器脱」を引き起こすこともあります。骨盤臓器脱とは、女性の骨盤内にある内臓が正常な位置より下がり、膀胱や子宮、直腸などが下方にはみ出てくる病気です。

第3章

座るとピンポン玉の上に乗ってる感じがする、
重い物を持ったとき股間から何かがはみ出てくる――

女性の誰にも起こる「骨盤臓器脱」

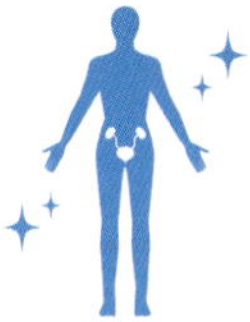

女性の尿もれ・頻尿など排尿トラブルは骨盤臓器脱の疑いあり！
骨盤内の臓器が本来の位置より下がりはみ出てくる

「骨盤臓器脱」は決して珍しい病気ではありません。50歳以上の女性であれば、誰でもかかる可能性があります。とはいえ、骨盤臓器脱はあまり知られていない病気であることも事実です。

女性の骨盤内にある膀胱《ぼうこう》や子宮、直腸は、肛門《こうもん》挙筋や肛門括約《かつやく》筋、尿道括約筋などの骨盤底筋によって下から支えられています。これらの臓器が、骨盤内から徐々に下がってくるのが骨盤臓器脱です。症状が進行すると、ずり落ちてきた臓器が体の外へと完全に脱出してしまいます。

骨盤臓器脱は脱出する臓器によって次の4つに分けられます。膀胱が垂れ下がると「膀胱瘤《りゅう》」、子宮が垂れ下がると「子宮脱」、直腸が垂れ下がると「直腸瘤」、さらには子宮摘出後に膣の一番奥の部分が脱出する「膣断端脱」です。臓器が1つだけ出てくる場合は少なく、多くの場合は複数の臓器が垂れ下がるようになります。そのため、これらをまとめて骨盤臓器脱と呼ばれることが最近では多くなってきました。**骨盤臓器脱になると、尿もれや尿意切迫感、頻尿といった症状が現れることがあります。**子宮などの臓器が下がって尿道を圧迫することなどが原因です。こうした症状は過活動膀胱によっても起こります。過活動膀胱は、膀胱がコントロールする力を失った状態のこと。少量の尿でも膀胱が過剰に収縮してしまい、尿意を我慢できなくなったりトイレが近くなったりします。**骨盤臓器脱による排尿トラブルは臓器の下垂が原因ですが、過活動膀胱は膀胱が過敏になることで起こります。骨盤臓器脱と過活動膀胱では同じ症状が起こりやすいため、50歳以上の女性で尿もれや頻尿などが続くときは、骨盤臓器脱の可能性も疑ってください。**

実際に骨盤臓器脱や過活動膀胱の症状が現れたとしても、「泌尿器《ひにょうき》科や婦人科の病院を受診しづらい」「家族や友人にも相談できない」と考え、1人で悩みを抱え込んでいる女性は少なくありません。排尿トラブルは中高年女性の全員が経験するといっても過言ではありません。受診すれば原因がわかり対策も見えてくることで悩みも軽減します。少しでもおしっこの悩みがあるときや、46ジーにある下半身の症状に心当たりがあるときは、まずは医師に相談することから始めましょう。

人知れずこんな症状に悩んでいませんか？
あなたに骨盤臓器脱の可能性があるかわかる症状チェック10

1	股の間に何かが触れる	□
2	股の間から「ピンポン玉」のようなものがはみ出てくる	□
3	歩くときに股がすれて痛む	□
4	下着にこすれて出血する	□
5	立ち上がると急な尿意でおしっこがもれる	□
6	おしっこが近い	□
7	陰部が引っ張られるように感じる	□
8	尿が出にくい	□
9	排便時に何かが下がってきて便が出にくい	□
10	排便のあとでふきづらい	□

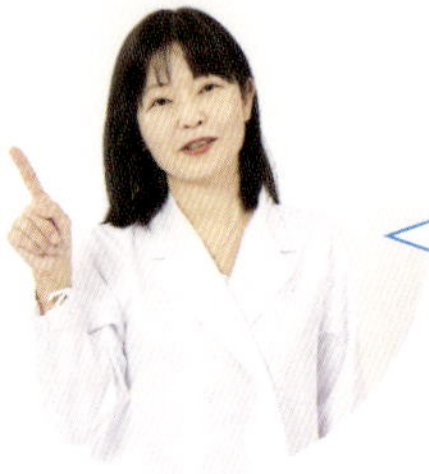

50歳以降の女性で上記のような症状が1つでもある場合は、骨盤内にある膀胱や子宮、直腸などの臓器が下がってくる「骨盤臓器脱」の可能性があります。

①股の間に何かが触れる

骨盤臓器脱の初期の段階では、臓器は膣の開口部に当たる膣口のギリギリの場所にとどまっていて飛び出していません。この状態のとき、股《また》の間（膣口）に何かが下がってくるような下垂感を覚える人が多いといわれています。

②股の間から「ピンポン玉」のようなものがはみ出てくる

膀胱や子宮、直腸が下がると、膣からフワフワとしたピンポン玉のようなものがはみ出てきます。

③歩くときに股がすれて痛む

骨盤臓器脱になっても、初期では就寝中など横になっていると臓器はもとの位置に戻ります。しかし、立ったり歩いたりすると臓器はずり落ち、何かが股の間に挟まっているような感覚になって歩きにくさを感じます。さらにひどくなると、股がすれて痛むようになります。

④下着にこすれて出血する

歩いているとき、脱出した臓器が下着にこすれて出血することがあります。

⑤立ち上がると急な尿意でおしっこがもれる

立ち上がるときは自然とおなかに力が入ります。すると、臓器の下垂に拍車がかかり、それによって尿道が圧迫されて急な尿意が起こります。さらに進行すると、排尿のコントロールが難しくなり、トイレまで我慢できずにおしっこがもれる切迫性尿失禁を起こすことがあります。

⑥おしっこが近い

下がってきた臓器によって尿道が圧迫されると、チューブを絞って中身が出されるように尿が押し出されるため、トイレが近くなります。

⑦陰部が引っ張られるように感じる

骨盤臓器脱によって臓器が垂れ下がってくると、膣や下腹部が重く感じたり、下のほうに引っ張られる感じ（下垂感）がしたりするようになります。

⑧尿が出にくい

骨盤内の臓器が下がると膀胱の形が変化して、尿が出にくくなることがあります。膀胱が下がって尿道が折れ曲がってしまうことも、おしっこの出にくさ（排尿障害）を助長させます。

⑨排便時に何かが下がってきて便が出にくい

直腸が下がると、「いきんでも便が出にくい」「便が残っている感じですっきりしない」といった排便障害が起こります。

⑩排便のあとでふきづらい

垂れ下がった臓器が邪魔をしてしまい、排便後にお尻《しり》（肛門）をふきにくくなります。膣から下がった臓器を手で押し込まないとお尻をきれいにふけずに、そのたびに手を汚してしまうという人もいます。

骨盤臓器脱は出産経験者の3割に起こり更年期以降はさらに増加！　中でも特に多いのは膀胱が垂れ下がる「膀胱瘤」

骨盤臓器脱は女性特有の病気です。症状が軽度で治療の必要がない人も含めると、経膣分娩《けいちつぶんべん》（赤ちゃんが膣を通って生まれてくる分娩）を経験した女性の約3割に起こるといわれています。50～60代以降の更年期に入ると、症状を自覚する人が増加する傾向にあり、中高年の女性にとっては決して他人事ではありません。

骨盤臓器脱①　膀胱瘤

骨盤臓器脱の中でも日本人女性に特に多いのが、膀胱《ぼうこう》が脱出する「膀胱瘤《りゅう》」です。膀胱瘤は「膀胱脱」とも呼ばれています。

骨盤臓器脱は膣《ちつ》の開口部に当たる膣口のすぐわきから臓器が垂れ下がる病気のため、子宮が下がる病気だと思う人が多いでしょう。

実際には膀胱が下がることが最も多く、膀胱瘤は骨盤臓器脱全体の約6割を占めて

骨盤臓器脱①　膀胱瘤

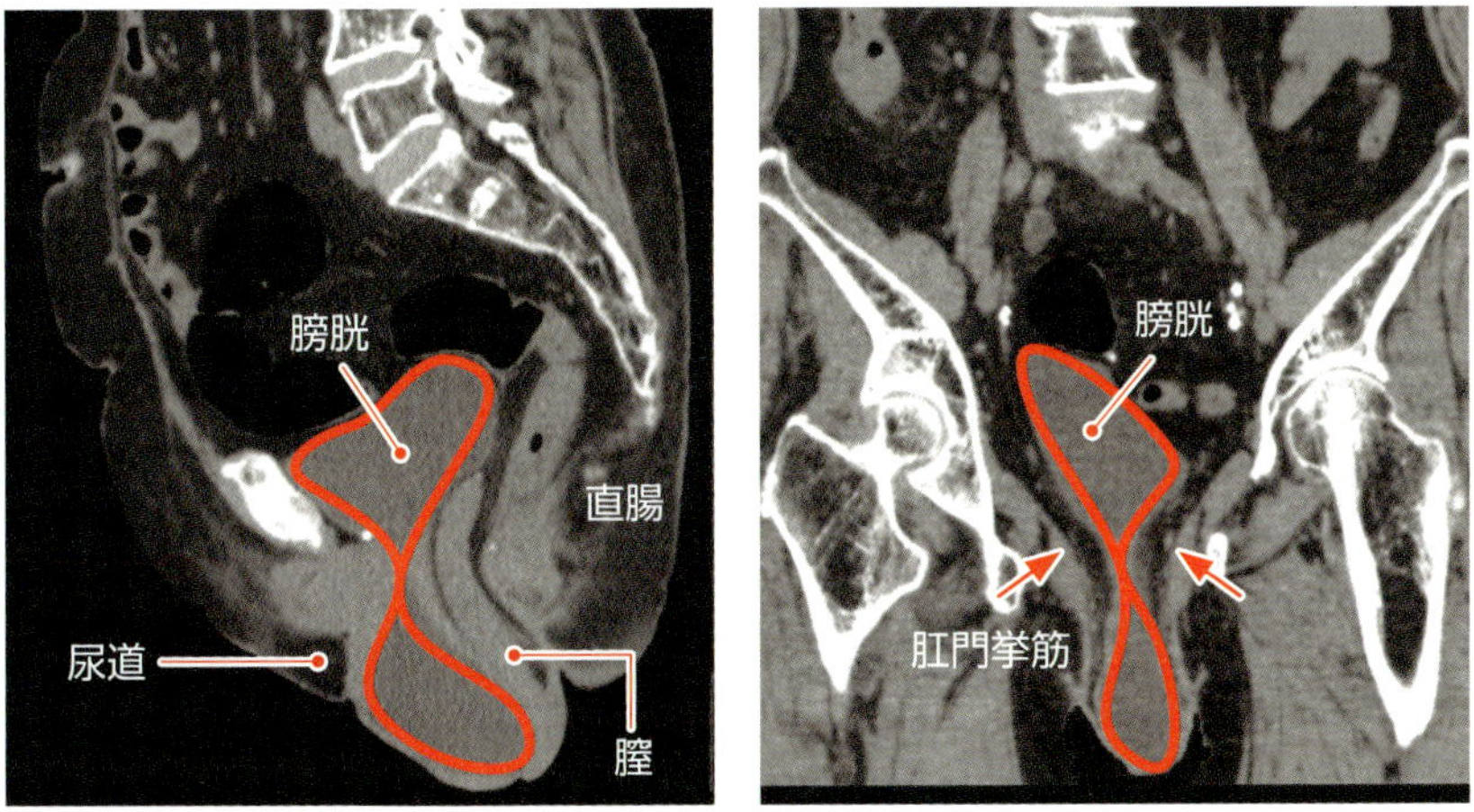

「膀胱瘤」になった70代女性のCT画像。左は矢状断像といって体を左右に分割した画像、右は冠状断像といって体をおなか側と背中側に分割した画像。膀胱が変形して上と下に分かれ、垂れ下がっている

います。次に多いのが、子宮が下がる「子宮脱」で約3割ほどです。

女性の骨盤内には膀胱、子宮、直腸などの臓器が存在しています。通常、これらの臓器は肛門《こうもん》挙筋などの骨盤底筋と呼ばれる筋肉によって下から支えられています。しかし、妊娠や出産のほか、加齢などによって筋肉が徐々に伸びてペラペラに薄くなりゆるんでいきます。すると、**尿がたまって膨らんだ膀胱を支えることができず、膀胱の一部が膣の前側の壁を押して膣口のわきから飛び出し、下がってくるのです。こうして起こるのが膀胱瘤です。**

実際、77歳女性のCT画像を見ると、肛門挙筋がゆるみ、膀胱が変形して骨盤底か

らはみ出て垂れ下がっているのを確認できました。加齢とともに少しずつ膀胱が下がってきたと推測できます。

膀胱瘤の症状はゆるやかに現れてきます。軽度の膀胱瘤では目立った症状を自覚することはほとんどありません。

膀胱瘤が進行すると脱出した膀胱が原因となってさまざまな排尿トラブルが現れるようになります。

膀胱瘤によって起こる症状

- 立ち上がると急な尿意が起こり、おしっこがもれる
- 長時間立っていると、骨盤や膣に圧迫感を覚えたり違和感が起こったりする
- くしゃみやセキをしたり、重いものを持ち上げたりするとき、おなかに力が入ると下腹部の不快感が増強される
- 排尿後も尿が完全に出きっておらず、尿が残っているような残尿感がある
- 尿が出にくいと感じる
- 膀胱炎をくり返し、昼夜の頻尿や排尿痛が起こる

骨盤臓器脱は膀胱瘤のほか、子宮が下がる「子宮脱」、直腸が下がる「直腸瘤」、膣が出てくる「膣断端脱」の4タイプ

骨盤臓器脱には日本人女性に多い「膀胱瘤《ぼうこうりゅう》」のほか、「子宮脱」「直腸瘤」「膣《ちつ》断端脱」があります。**膣から脱出する臓器によって病名は異なりますが、症状としてはいずれも下腹部や膣の中の違和感をはじめ、排尿・排便障害などが起こります。**

健康な人の骨盤内の臓器

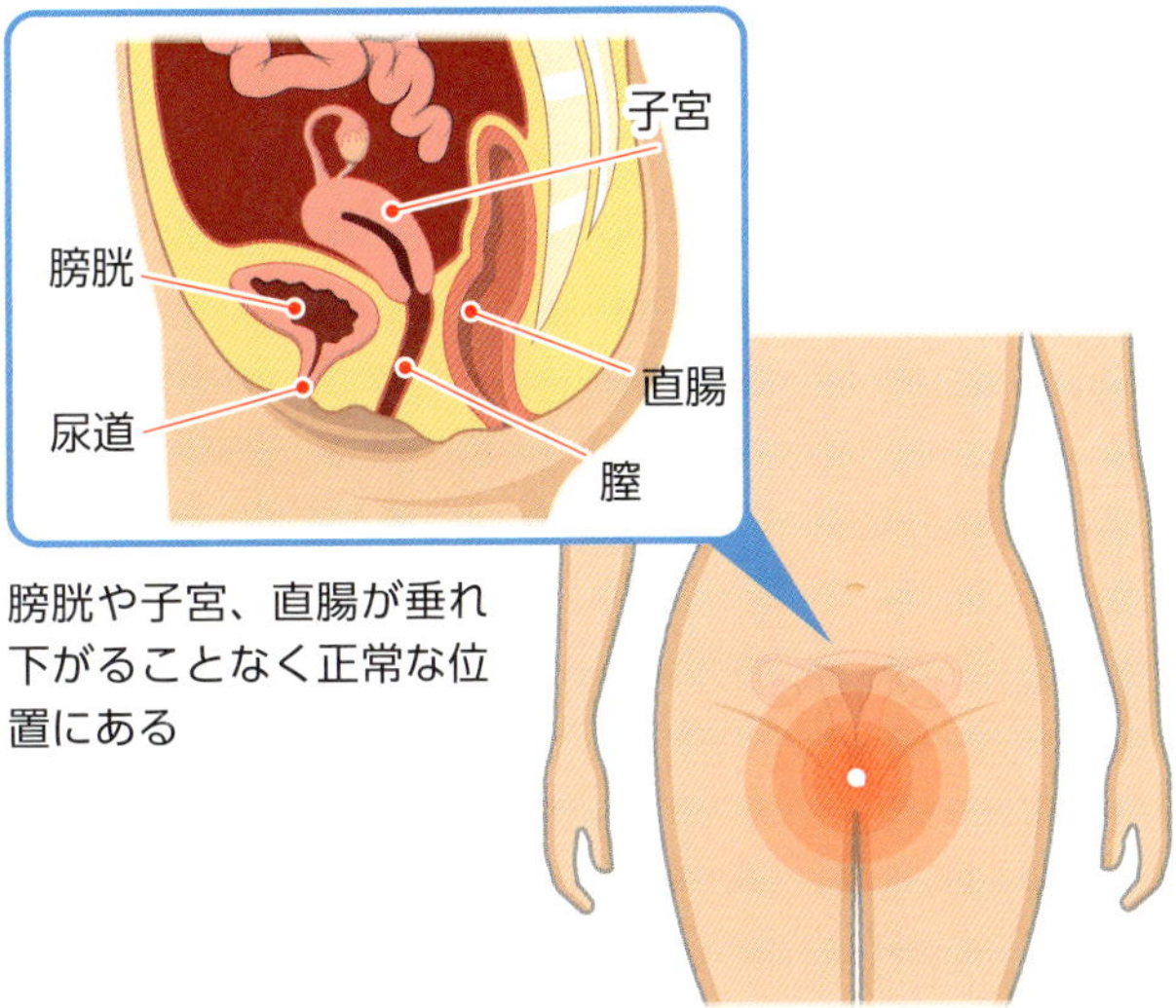

膀胱や子宮、直腸が垂れ下がることなく正常な位置にある

骨盤臓器脱② 子宮脱

膀胱瘤（①）の次に多い骨盤臓器脱が子宮脱です。子宮は通常、骨盤底筋によって支えられています。ところが、妊娠・出産、加齢などに

よって骨盤底筋が衰えて障害が起こり子宮を支えきれなくなると、正常の位置より下降してしまいます。この状態を「子宮下垂」といいます。子宮下垂がひどくなると、子宮の一部、あるいは全部が膣から脱出します。これが子宮脱です。

子宮は骨盤のほぼ中央に位置しています。**子宮の前方には膀胱があり、後方は直腸と接しています。また、子宮の下は膣とつながっています。そのため、多くの場合、子宮が下がると膀胱や直腸、膣などの臓器も下がっていきます。**

子宮が正常な位置より少し下がったとしても、軽い子宮下垂の状態では症状がほとんどありません。婦人科検診などで指摘されて初めて気づくケースも決して少なくありません。子宮下垂が進行すると、おなかに力がかかったときに股《また》の間から何かが出てくるような感じがします。例えば歩いているときや重い物を持ったとき、しゃがんだときに違和感を覚えます。

さらに症状がひどくなると、**ピンポン玉のようなものが外陰部に触れるようになります。座ると、ピンポン玉の上に乗っているような感じがします。**このピンポン玉のような物の正体が、膣から突き出ている子宮頸部《けいぶ》（子宮の下から3分の1で膣につながる部分）です。このように子宮頸部が外陰部から飛び出るようになってから、初め

骨盤臓器脱の4タイプ

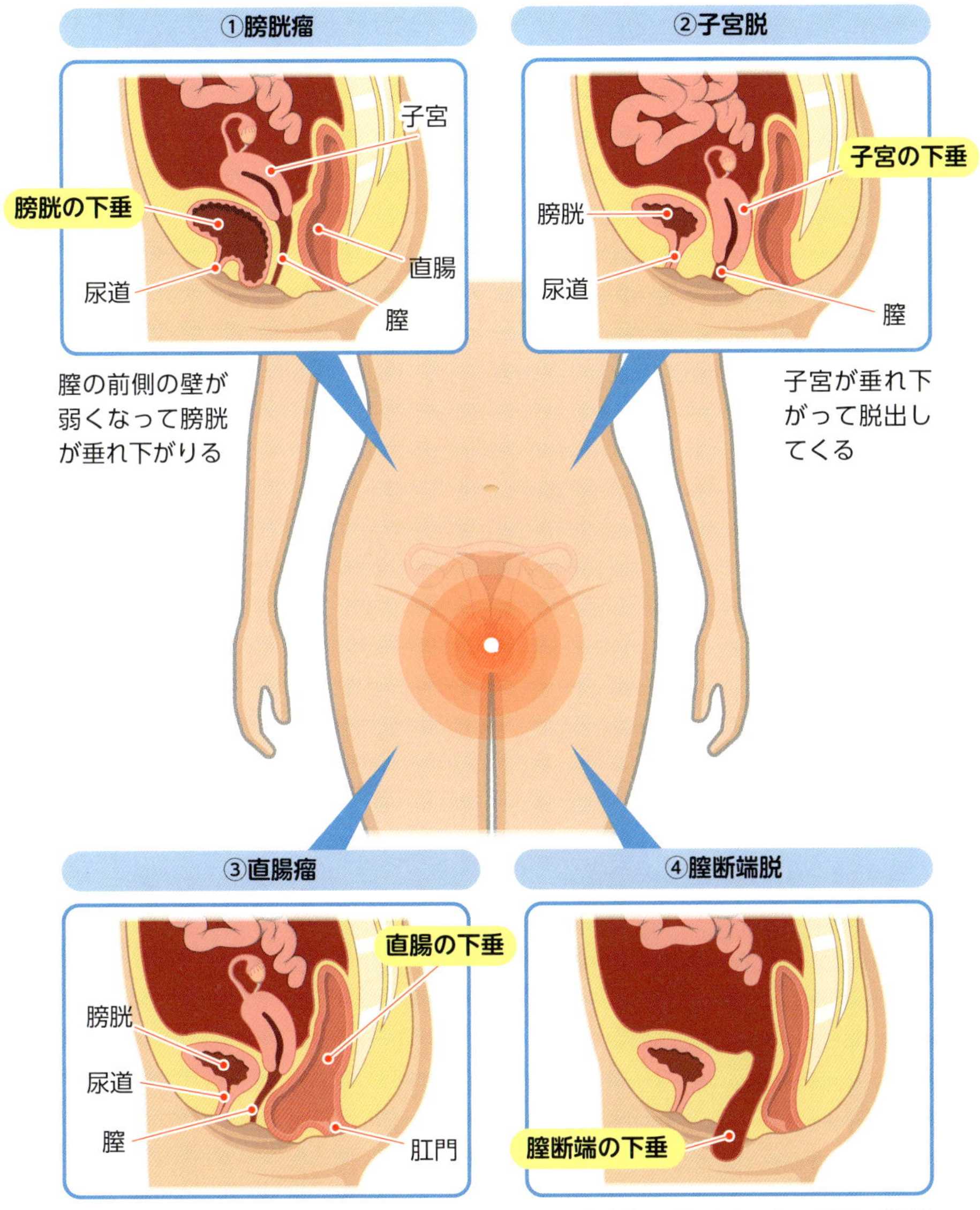

①膀胱瘤：膣の前側の壁が弱くなって膀胱が垂れ下がりる

②子宮脱：子宮が垂れ下がって脱出してくる

③直腸瘤：直腸と膣の間にある壁が弱くなり直腸が垂れ下がる

④膣断端脱：子宮摘出後に膣の最も奥の部分（腹膜と小腸を含む膣断端）が脱出してくる

て自分で気づくことが多くなります。

骨盤臓器脱③　直腸瘤

直腸瘤は、直腸の前側が膣に向かって膨らんでいる状態のことを指します。膣側から見ると、直腸がこぶ（瘤）のように見えることから、直腸瘤と呼ばれています。

直腸と膣の間には、とても薄い壁があります。もともと薄い壁が加齢などによって

骨盤臓器脱③　直腸瘤

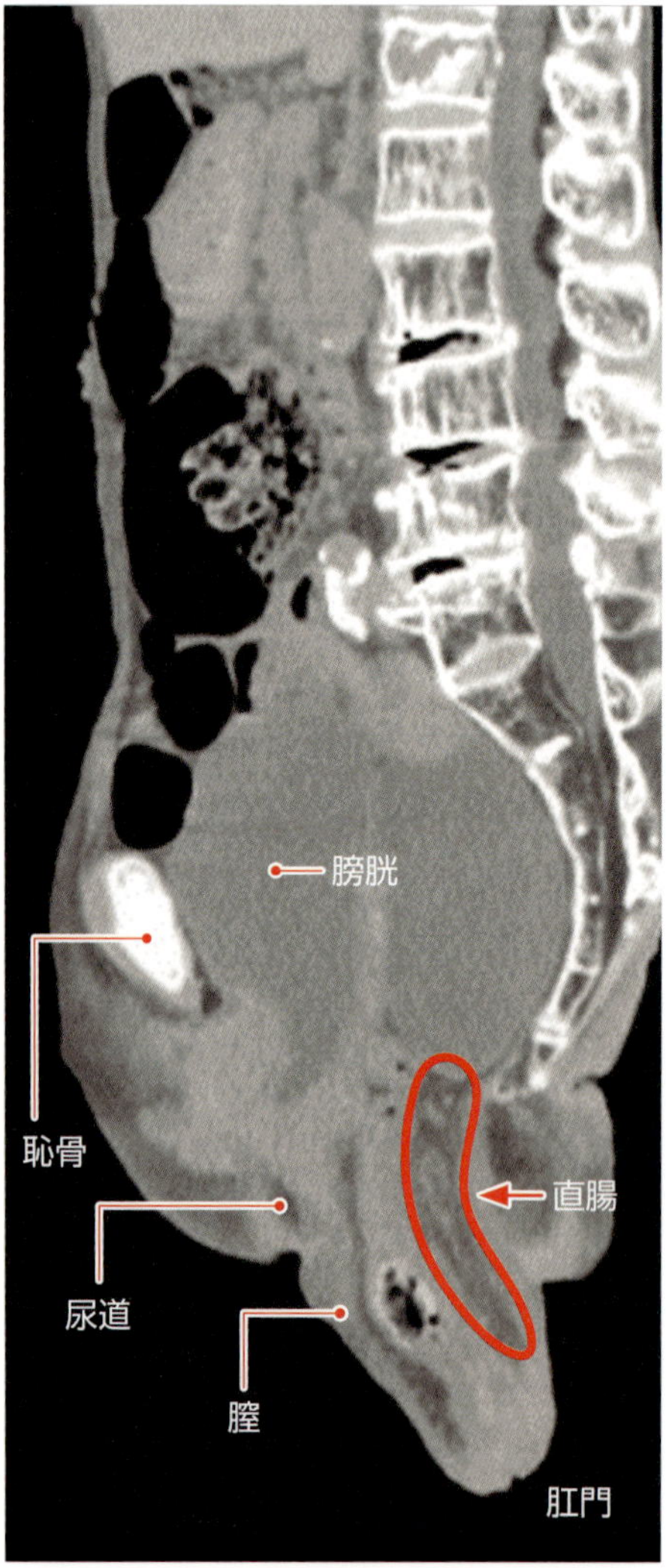

「直腸瘤」になった90代女性の骨盤内を映したCT画像（体を左右に分割した矢状断像）。通常は恥骨と同じくらいの高さにある直腸が大幅に垂れ下がっている

弱くなると、直腸瘤が起こりやすくなります。例えば、排便でいきんださいに直腸に強い圧が加わると、弱くなった壁は耐えきれずに膣の方へと強く押され、直腸の前側が膨らんでいきます。それが長期間にわたってくり返されることで、壁はさらに薄くなり弱くなっていきます。そのため、いきんだときに起こる直腸の膨らみも大きくなってしまうのです。

主な症状としては**「排便時に便が肛門まできている感じがしても出すことができない」「残便感があって何度もトイレに行く」**といった排便トラブルが挙げられます。直腸瘤の症状が進行すると、膣に指を入れて押さえないと排便ができなくなります。

骨盤臓器脱④　膣断端脱

膣断端脱は、子宮筋腫《きんしゅ》などで子宮を摘出した後、膣の最も奥の部分（腹膜と小腸を含む膣断端）が脱出することをいいます。**子宮摘出後は子宮脱を起こすことはありませんが、骨盤底筋の支えが弱くなると膣断端脱を生じることがあります。**

症状は膀胱瘤や子宮脱、直腸瘤と同様に、尿もれや残尿感などの排尿に関するトラブルが起こります。そのほか、膣の圧迫感や充満感を自覚することもあります。

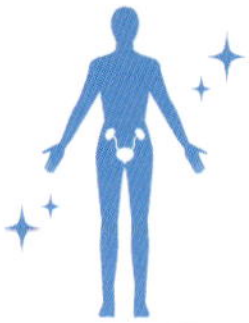

骨盤底筋がゆるむ原因は妊娠・出産だけではない！

肥満や便秘のほか重い物をよく持つ女性も骨盤臓器脱になりやすい

骨盤臓器脱が起こる大きな原因として、出産経験が挙げられます。**骨盤内の臓器を支える骨盤底筋や靭帯は、妊娠中は胎児の重みで負担がかかり、出産時は胎児が通過するさいに損傷してしまいます。**

さらに出産時には、骨盤の底にある神経も少なからずダメージを受けます。そのため、出産後の体は骨盤底筋や靭帯がゆるみ、神経の働きも低下して、骨盤臓器脱を起こすリスクが高まるのです。

中でも３５００ｇ以上の大きな赤ちゃんや逆子の出産、難産の場合は骨盤底筋にかかる負担はより重くなります。その影響を受け、一般的な出産と比較すると骨盤臓器脱を起こす確率はいっそう高くなります。

骨盤底筋がゆるむ原因は妊娠・出産だけではありません。その１つに挙げられるのが、女性ホルモン（エストロゲン）の分泌《ぶんぴつ》量の低下です。

骨盤臓器脱になりやすい人

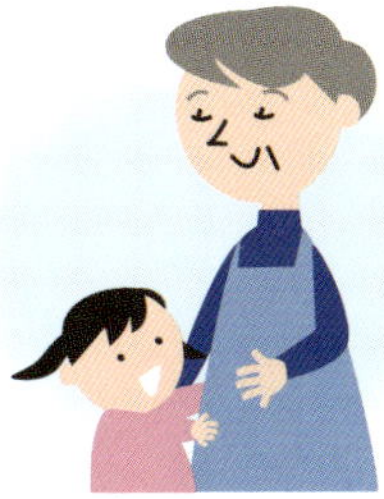

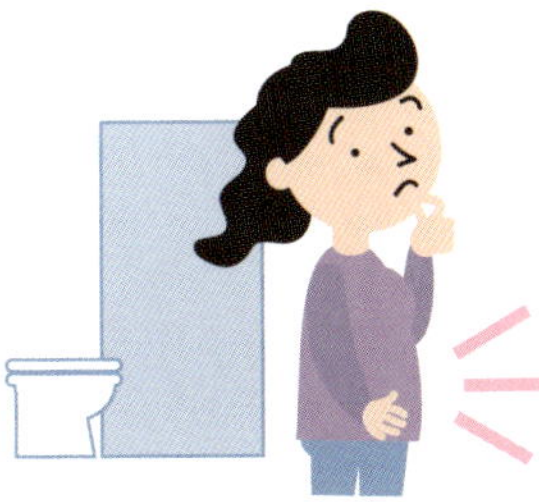

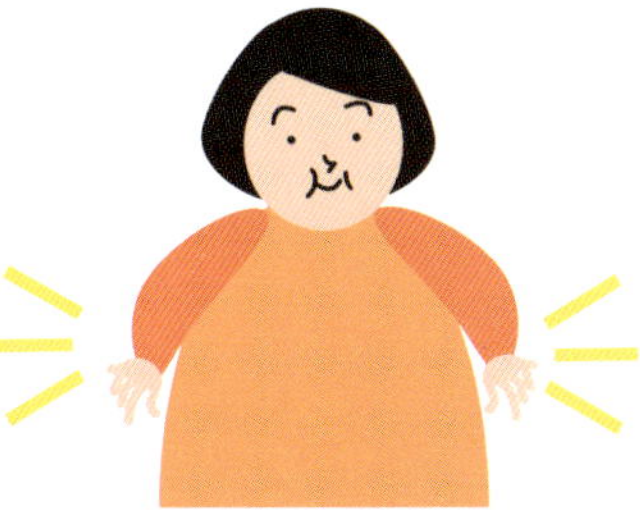

出産経験がある

出産で骨盤底筋が傷つくことで骨盤内の臓器が支えられなくなる。特に大きな赤ちゃんや逆子の出産、難産の場合は骨盤臓器脱のリスクが高まる

慢性的な便秘

排便時のいきみでおなかに力がかかることで骨盤内の臓器が下がりやすくなる

肥満

立ったり歩いたりする日常生活で常に骨盤底筋に重みがかかりやすく骨盤内の臓器を押し出してしまう

エストロゲンは筋肉の発育や発達に欠かせない重要なホルモンで、骨盤底筋の働きを高めます。**ところが、女性ホルモンの分泌量が急減する更年期以降は、全身の筋肉量が大幅に減少し骨盤底筋の弾力性の低下も招いてゆるみやすくなります。**

また、BMI（肥満度の指標、101ページを参照）が25を超えた肥満の女性は立ったり歩いたりするだけでもおなかに力がかかりやすく、骨盤底筋にもかなりの圧力がかかっています。それが骨盤底筋には大きな負担となるのです。

慢性的な便秘に悩んでいる人も注意してください。

便秘になると、排便時に必要以上にいきむ

骨盤臓器脱になりやすい仕事

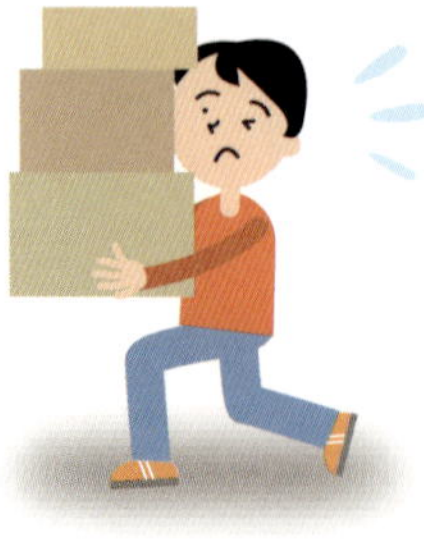

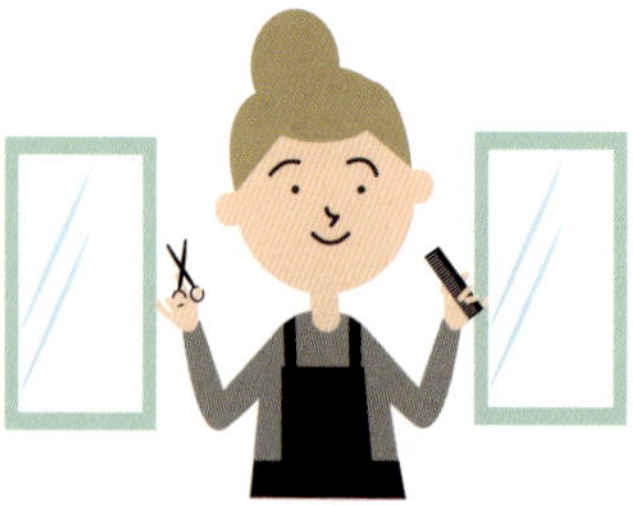

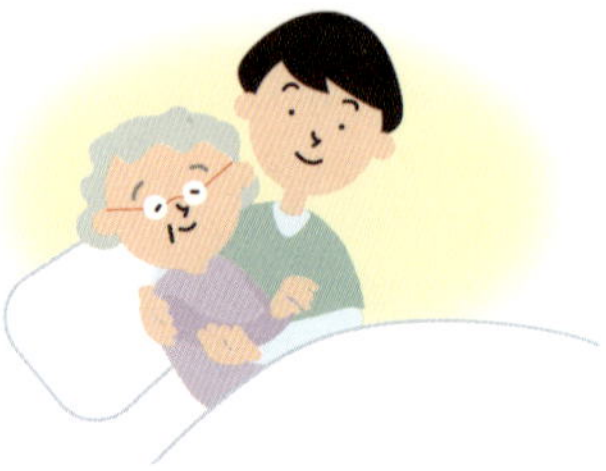

重い物を持つ仕事

重い物を持つときはおなかに力が入って骨盤の底にある筋肉や靭帯がゆるみやすく骨盤臓器脱が悪化しやすい

美容師

長時間の立ち仕事は常に腹圧がかかった状態になって骨盤底筋に負担がかかり骨盤内の臓器が支えにくくなる

介護職

ベッドから車イスへの移乗、入浴のサポートなどの身体介助で日常的に腹圧がかかり骨盤内の臓器が下がりやすくなる

ことになり、おなかに力がかかります。いきむ動作によって、骨盤内の臓器が下がりやすくなってしまうのです。

さらに、重い物をよく持つ人も骨盤臓器脱になりやすい傾向があります。重い物を持ち上げるさい、おなかに強い力がかかるのがわかるでしょう。こうした作業を日常的に行っていると骨盤底筋は疲弊し、しだいにゆるくなってしまいます。また、長時間の立ち仕事も、常におなかに力がかかった状態になるため、要注意です。

そのため、**介護職に携わっている人や美容師などの長時間にわたった立ち仕事を続けている人は、骨盤臓器脱になりやすいので警戒してください。**

長引くセキや花粉症で起こるくしゃみの頻発にも要警戒！
おなかに強い圧力がかかって骨盤底筋に負担がかかりやすい

ぜんそく（気管支ぜんそく）や気管支炎で慢性的なセキに悩んでいる人はいるでしょうか。また、日本人の国民病ともいえる「花粉症」になると鼻の粘膜に付着した花粉を取り除こうとして、くしゃみが頻発します。こうしたセキやくしゃみが、骨盤臓器脱のリスクを高めてしまうのです。**慢性的にセキやくしゃみが出ると、そのたびにおなかに力が入り、腹圧が高くなります。つまり、ぜんそくや気管支炎、花粉症の人は継続的に過度な腹圧がかかった状態にあるといえます。**

腹圧とは、おなかの内部にかかる圧力のこと。私たちが呼吸をするとき、横隔膜が上下に動きますが、このときに骨盤底筋も上下に動きます。横隔膜と骨盤底筋は連動して動く筋肉だからです。さらに、横隔膜は腹圧の安定に最も重要な筋肉です。そのため、**セキやくしゃみが続いて強い腹圧がかかると、横隔膜に連動した骨盤底筋の負担が高まります。骨盤底筋はしだいにゆるんでいき、骨盤臓器脱を起こしやすくなっ**

呼吸をするだけでも骨盤底筋は動く

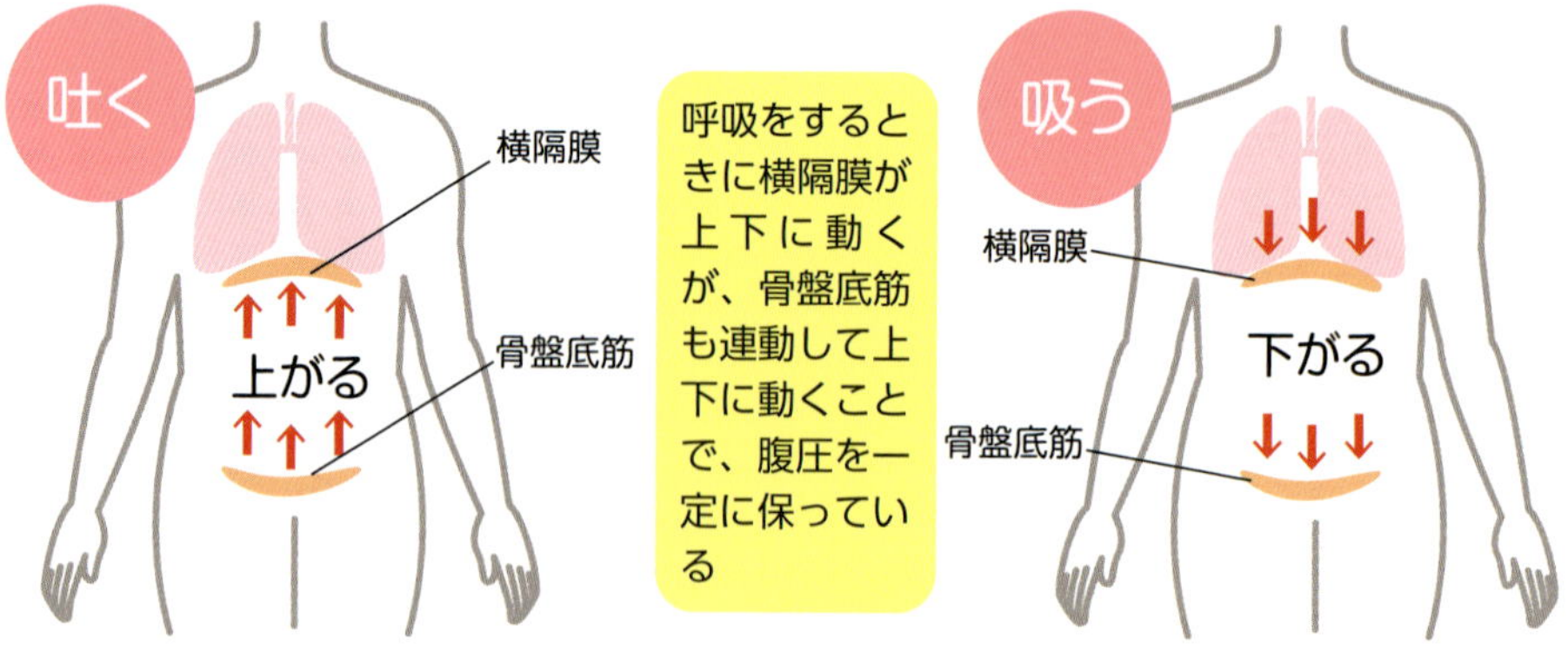
吐く
横隔膜
上がる
骨盤底筋
呼吸をするときに横隔膜が上下に動くが、骨盤底筋も連動して上下に動くことで、腹圧を一定に保っている
吸う
横隔膜
下がる
骨盤底筋

息を吐くときは横隔膜が上がって肺から空気を押し出す。このとき、骨盤底筋も上に上がる

息を吸うときは横隔膜が下がって肺が広がり空気が入る。このとき、骨盤底筋も下に下がる

てしまうのです。

姿勢が悪い人も骨盤臓器脱に要注意。ねこ背で骨盤が後傾している人は体の重心が後ろ側になっています。後ろになった重心のバランスを取ろうとするため、腰が丸くなってしまいます。すると、腹圧が下向きにかかりやすく、骨盤底筋にも大きな負担がかかるのです。海外の研究によると、**骨盤が後傾している人はそうでない人に比べて、骨盤臓器脱になる危険度が約3倍も高いことがわかりました。**

さらに、ねこ背の人は背中が丸まることで胸郭《きょうかく》（胸を取り巻く骨格で覆われた空間）が小さく固定され、呼吸をしたときにかかる力が下方向に向かいやすくなります。すると、骨盤内の臓器も下に押しつけられ、骨盤底筋に負担がかかるのです。

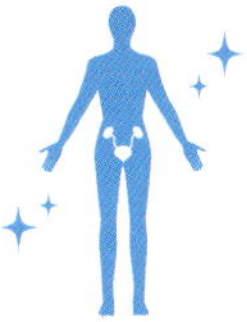

初期ではお風呂やトイレの後にはみ出た臓器が気になる程度だが進行すると常にはみ出た状態になるため早期の受診が肝心

骨盤臓器脱が起きても、初めは自覚症状がほとんどありません。そのため、発症した段階では自分では気づきにくい病気だといえます。

膀胱《ぼうこう》や子宮、直腸といった臓器の垂れ下がりが進行していくと、しだいに症状が現れてきます。しゃがむ動作をしたり、立ち仕事をしたり、長く歩いたりしたときなどにおなかに力がかかると、膣《ちつ》などの下腹部に違和感や不快感を覚えることがあります。これが初期症状です。

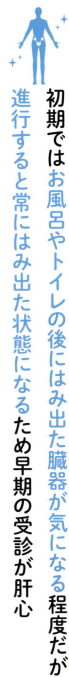

また、トイレで用を足したあとや、お風呂《ふろ》でイスに腰掛けて体を洗っているときなどに、股《また》の間にピンポン玉のようなものが触れ、その時点で初めて異常に気づくケースも少なくありません。立ち仕事をしている最中、何かヌルッとした物を感じ、異変に気づくこともあります。

骨盤臓器脱の初期では、排便時など強い腹圧がかかると臓器が脱出しやすくなります。その後、進行するにつれ、おなかにそれほど力を入れなくても、膀胱や子宮のはみ出る頻度が増加し、垂れ下がりも大きくなっていくのです。

さらに、**垂れ下がった臓器は膀胱や尿道を刺激し圧迫します。すると、尿が近くなったり、尿が出にくくなったり、尿がもれたりするといった排尿トラブルを伴うことが多くなってきます。**

骨盤臓器脱の初期症状に気づくとき

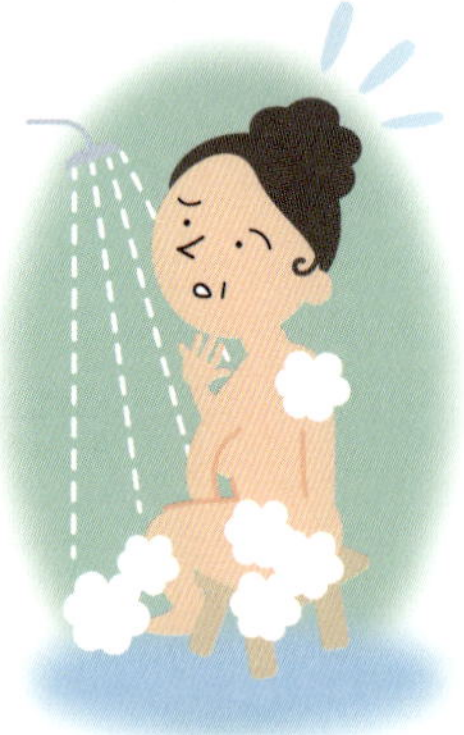

入浴中に体を洗っていて股に触れたときにピンポン玉のようなものが触れる

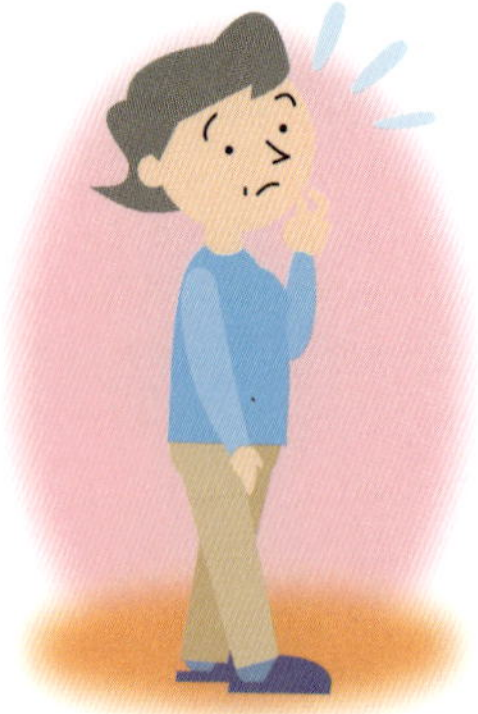

立っているときに下腹部に違和感を覚える

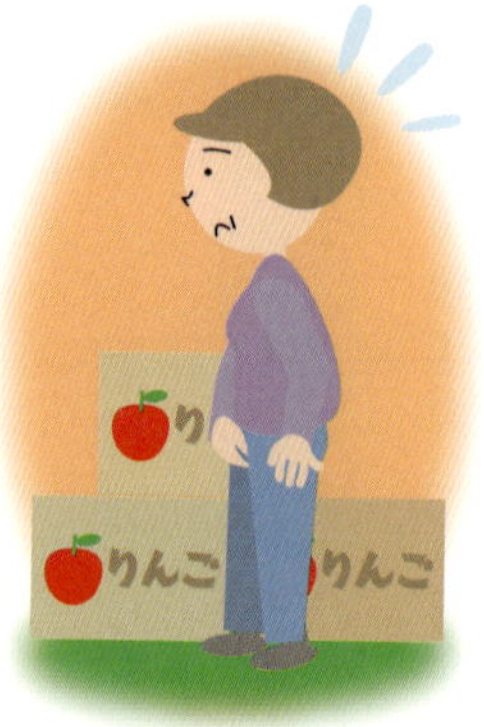

重い物を持ち上げるときに膣のあたりに不快感を覚える

骨盤臓器脱は、初期の段階であれば就寝中に横になるなどすると、垂れ下がった臓器はもとの位置に戻ります。しかし、進行すると横になっても臓器がもとの位置に戻りにくくなり、常にはみ出た状態になることもあります。すると、歩きにくくなるなど生活にも少なからず支障が出てきます。症状の悪化を防ぐためにも、膣などの下腹部に違和感や不快感を少しでも覚えたら受診するようにしましょう。

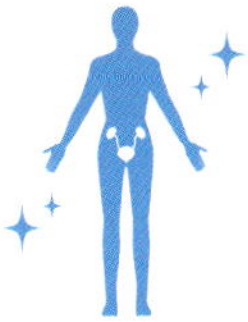

はみ出た臓器に触れるのが怖い……でも大丈夫！
下着や服の上から手指でやさしくゆっくりと押し込めば戻せる

骨盤臓器脱は骨盤内の膀胱《ぼうこう》や子宮、直腸が腟《ちつ》へと下垂し、腟の外へはみ出る病気です。入浴中などに腟から飛び出たピンポン玉のようなものに触れ、驚きを感じる人も多いかと思います。ましてや、はみ出た臓器に触ることなど怖くてできないという人もいるでしょう。だからといって、そのまま放置するのはよくありません。

臓器がはみ出た状態では、骨盤底筋はかなりゆるんだ状態だと考えられます。そのまま放っておくと腟口はさらにゆるみ、臓器はいっそう出やすくなって、臓器の垂れ下がり具合も大きくなってしまうのです。

臓器が飛び出ていると症状も悪化しやすくなります。下着にこすれて出血したり、腟の壁がただれたりしてしまうこともあります。

ピンポン玉の正体は、膀胱や子宮などの臓器が垂れ下がって腟壁が飛び出したもの。症状の悪化を防ぐためにも、はみ出た臓器は手指で腟の中に押し込むようにしま

はみ出た臓器は指で押し込む

体の前側から股の間に手を入れ、出ている臓器の真ん中あたりに人さし指と中指の腹を当て、臓器の後ろ側まで指を添える。指を手前に引き上げるように臓器を腟の中に向けてゆっくりと押し込む。このとき、指の第２関節が腟の中に入るまで押し込むようにする

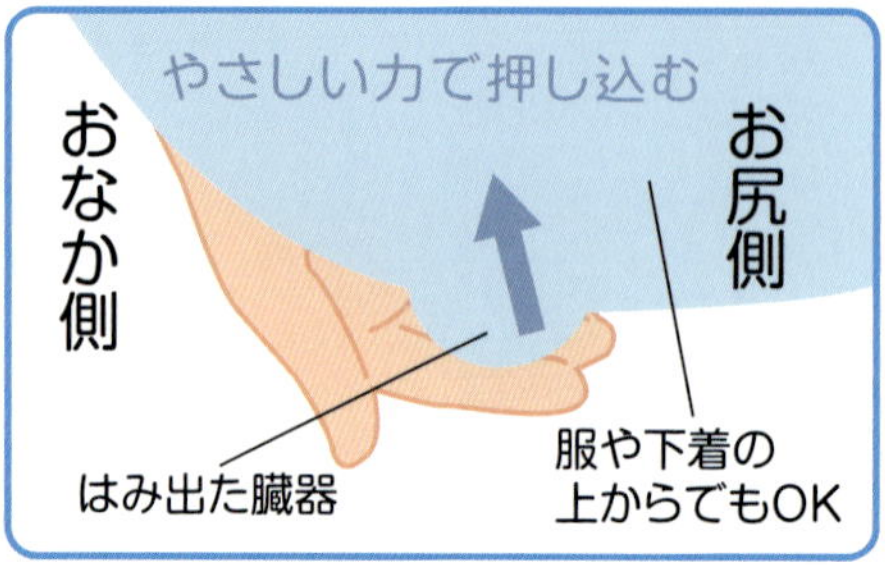

やさしい力で押し込む
おなか側
お尻側
はみ出た臓器
服や下着の
上からでもOK

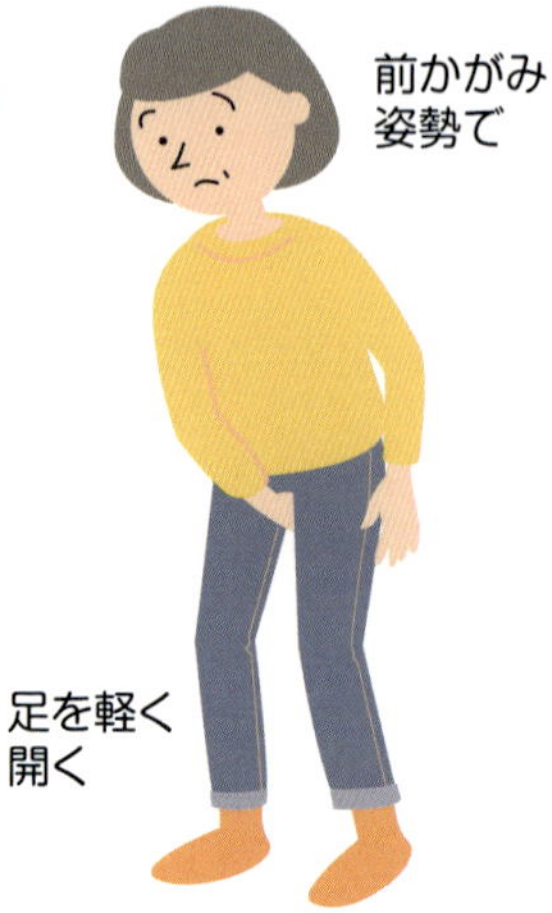

前かがみ
姿勢で
足を軽く
開く

しょう。

押し込むときは、直接触れても、下着やズボンの上からでも大丈夫です。**足を少し開き、前かがみになると押し込みやすくなります。体の前側から股《また》の間に手を入れ、人さし指と中指、場合によっては薬指の腹を、出ている臓器に当てます。**出ている臓器の後ろ側（お尻《しり》側）まで指を添えてください。次に、指を手前に引き上げるようにして臓器を腟の中へ向け、ゆっくりと押し戻します。中途半端に押し戻さず、指の第2関節が腟の中に入るくらいまで、臓器を腟内に押し込むようにしましょう。座る前やトイレの前に行うと、座っているときの違和感が少なく、排尿もスムーズになります。注意点としては、やさしくゆっくりと押し戻すこと。また、爪《つめ》が長い人は事前に切っておくといいでしょう。

第4章

骨盤底筋のゆるみを正し骨盤臓器脱の

違和感・不快感から尿もれ・頻尿・尿意切迫感など

排尿トラブルも退く

骨盤底筋1分体操

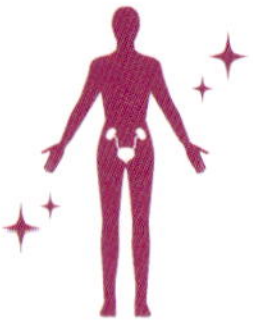

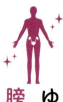

ゆるんだ骨盤底筋がギュッと締まり**骨盤臓器脱で下がった膀胱・子宮・直腸を引き上げる！**

骨盤底筋1分体操

骨盤臓器脱で垂れ下がった膀胱《ぼうこう》・子宮・直腸などの臓器は、ペラペラに薄くなった肛門《こうもん》挙筋などの骨盤底筋の筋力を高めて筋肉の厚みが増せば、自然と正しい位置に引き上がります。

ここで紹介する骨盤底筋の筋力をアップさせるトレーニング（骨盤底筋1分体操）は、特別な運動器具を使わず、激しい動きをする運動ではないため、80歳を超えた高齢者でも体力がない人でもすぐに試すことができるでしょう。

骨盤臓器脱の改善のために行う体操で最も重要なのが、骨盤底筋だけを意識すること。体操を続けるうちに、おなかや足についい力を入れてしまうことが少なくありません。間違った筋肉に力を入れて収縮させると、腹圧によって骨盤底が下がり、骨盤臓器脱の症状をさらに悪化させてしまうのです。骨盤底筋1分体操を毎日続けて、慣れてきたときこそ注意してください。

まずは骨盤の位置としくみを確認しましょう

骨盤とは…

骨盤は上半身の背骨（脊柱）と下半身の太ももの骨（大腿骨）の間で体の中心を支える重要な役割を果たしている

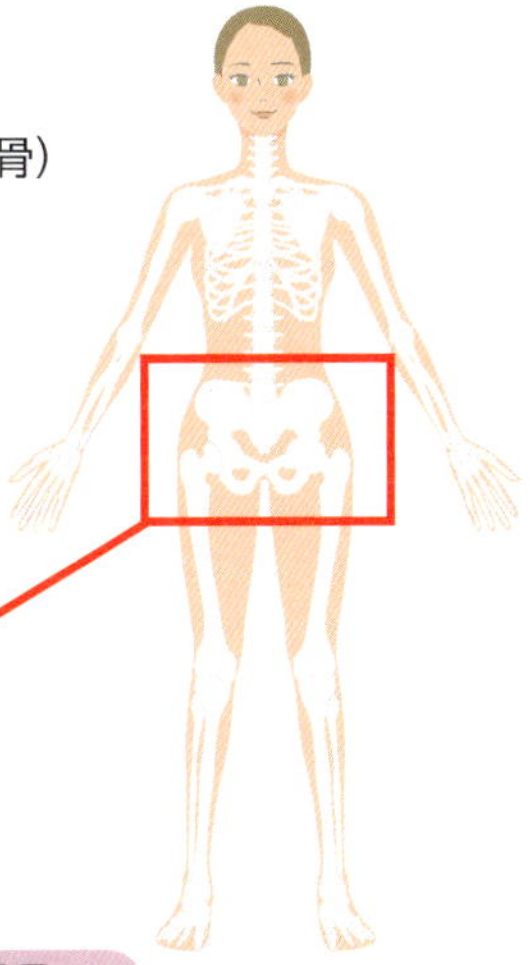

おなかの正面から3D画像でチェック

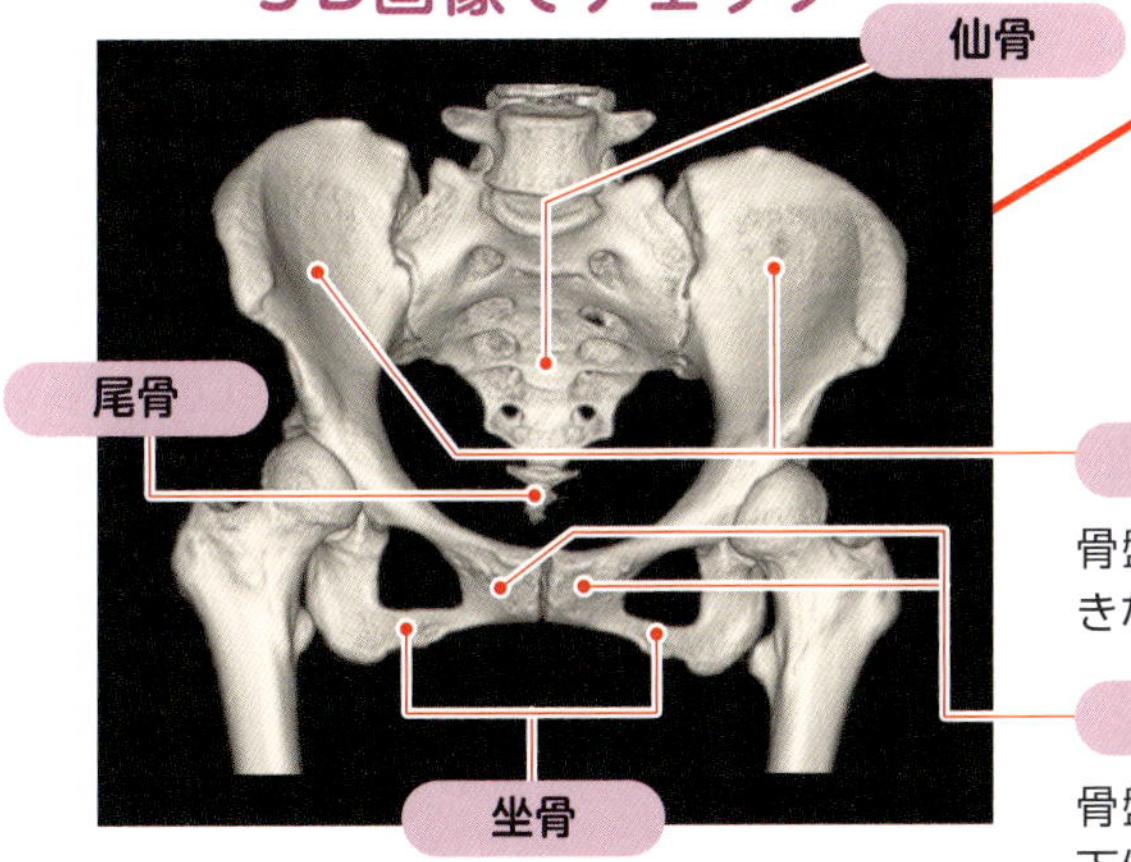
仙骨
尾骨
坐骨

腸骨

骨盤の左右に張り出している大きな骨

恥骨

骨盤の前側にあって、おへその下側にある骨

お尻の下から3D画像でチェック

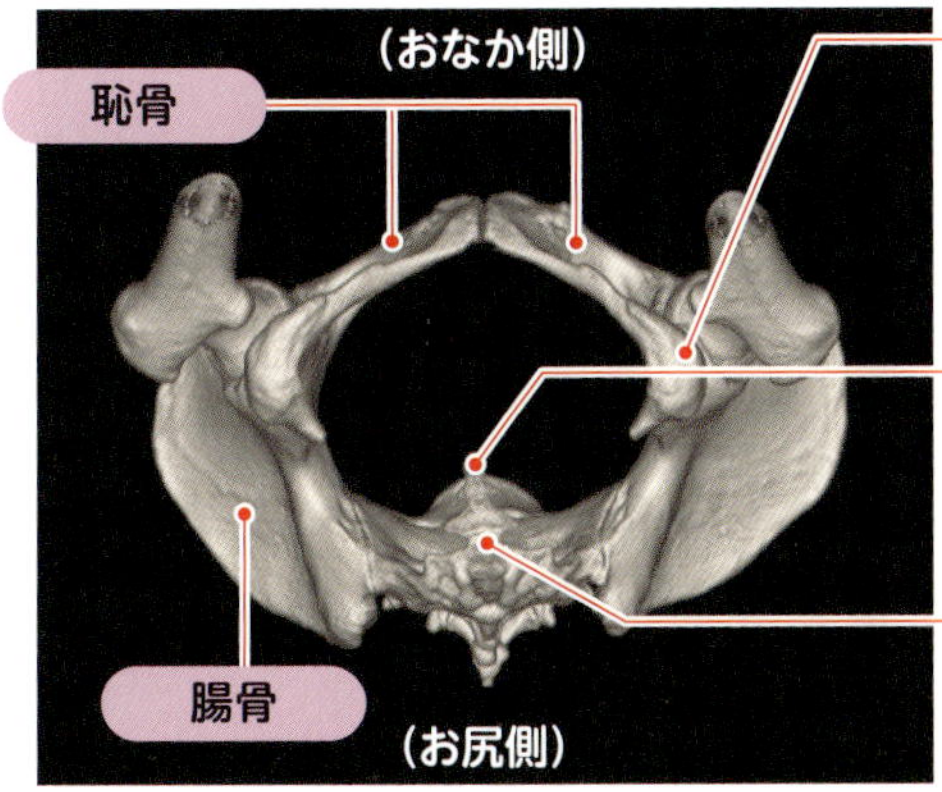
（おなか側）
恥骨
腸骨
（お尻側）

坐骨

骨盤の底にあって、お尻の下に手を入れると感じるのことのできる骨

尾骨

仙骨の先についていて、しっぽの名残りといわれている

仙骨

骨盤の中心部にある逆三角形の骨

体のどの部位にもいえることですが、筋肉を鍛えるうえで最も重要なのが「意識することと」。鍛えたい筋肉の位置や動きを意識したほうが筋力アップ効果の高まることが、国内外の研究で確かめられています。

まずは骨盤と骨盤底筋が体のどこにあるか、しっかりと把握しましょう。骨盤底筋の位置と動きを意識しながら体操を行ううちに、台所で水仕事をしている最中や、座ってテレビを観ているとき、就寝前といった時間に、いつでも自然に取り組むことができるはずです。

骨盤底筋1分体操を毎日の習慣にするおすすめタイムが「トイレの最中とトイレのあと」。排尿の途中で尿道をギュッと締め、おしっこを止めてみてください。尿がしっかりと止まれば正しく骨盤底筋が収縮できています。おならが出そうになったら、止めるように肛門《こうもん》をギュッと締めるのも効果的です。この動きこそ、骨盤底筋1分体操と同じです。排尿や排便の終了後にも、直前に行った動作を思い出しながら尿道・肛門をギュッと締めるようにしましょう。習慣化することで骨盤底筋を正しく鍛えるコツが身につきます。

骨盤内の膀胱と尿道、子宮と膣、直腸と肛門の位置

おなかの正面から

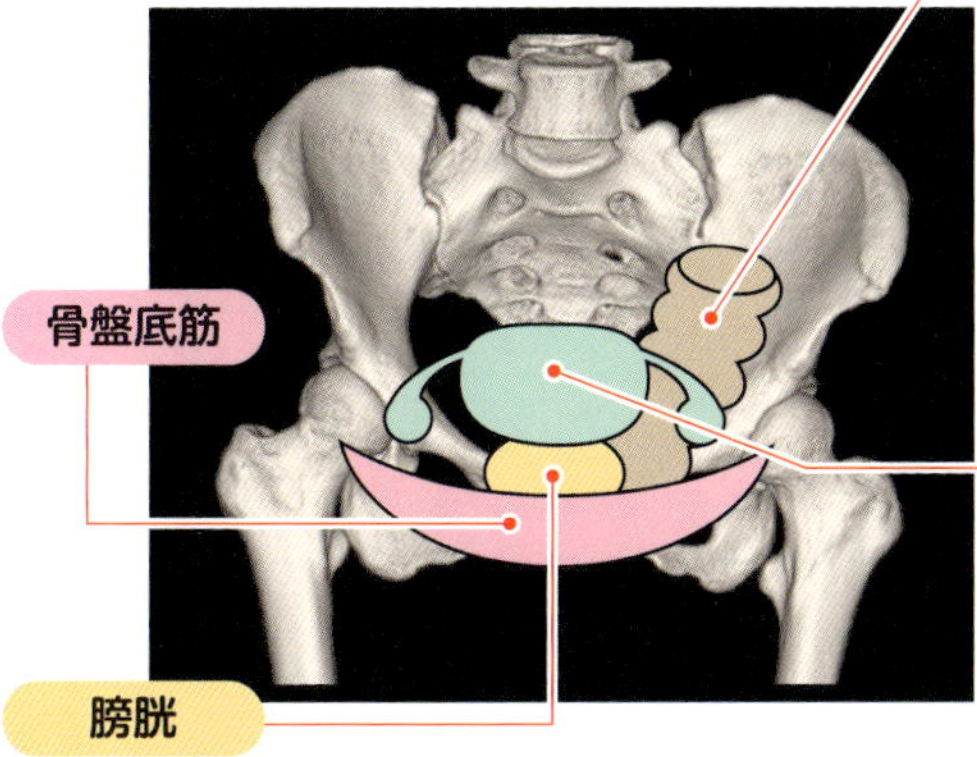
骨盤底筋
膀胱

直腸

大腸の中で最も肛門に近い部分。ほぼまっすぐの器官で長さは約 20cm

子宮

女性の下腹部にある袋状の臓器。成人女性の子宮は鶏卵ほどの大きさで重さは約 40 ～ 50g、長さは 7 ～ 9 cm ほど

膀胱

女性では恥骨と子宮、膣の間にあり（男性は恥骨と直腸の間）、尿道を通って尿を排泄させる。成人では 300 ～ 500mL の尿をためられる

お尻の下から

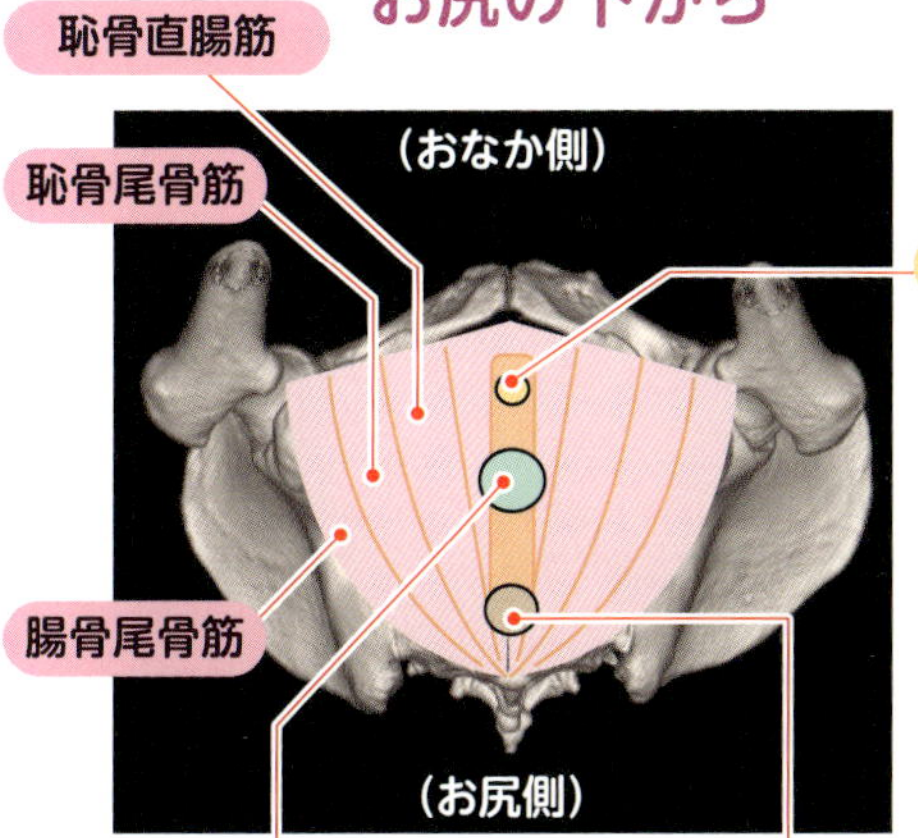
恥骨直腸筋
恥骨尾骨筋
腸骨尾骨筋
（おなか側）
（お尻側）

外尿道口

膀胱から続いており尿を体の外に排泄する

膣

子宮から体外に通じる管で、粘膜に覆われ伸縮性のある筋肉組織

肛門

消化管の末端で体外へとつながり、排便や排ガス（おなら）をつかさどる器官

横から

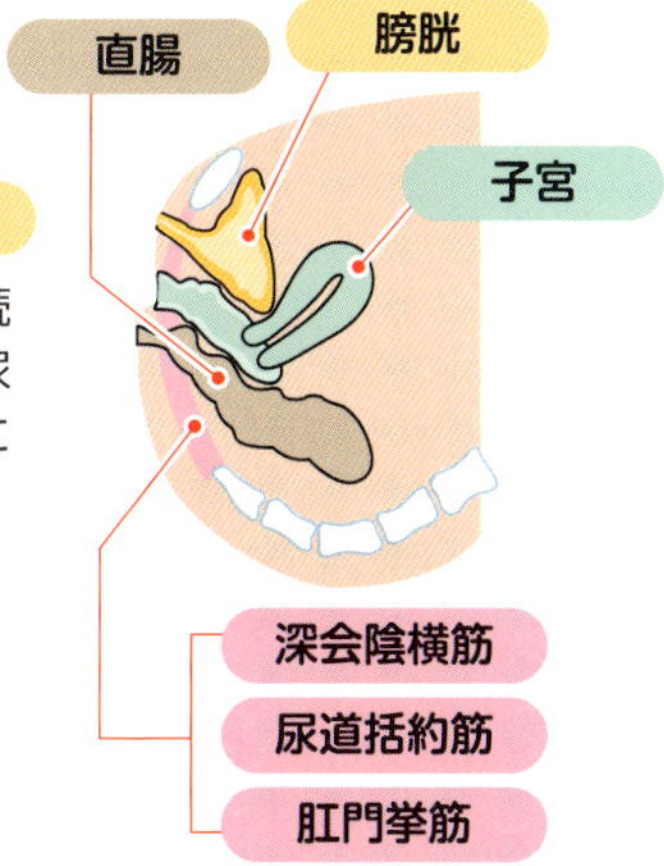
直腸
膀胱
子宮
深会陰横筋
尿道括約筋
肛門挙筋

図に表記している筋肉はすべて骨盤底筋群

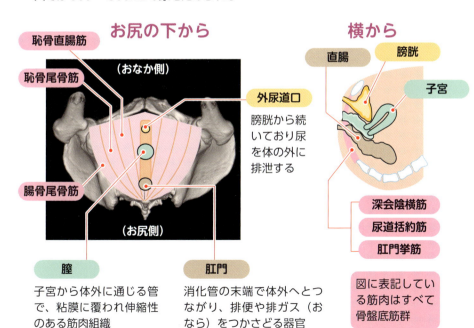

体のどこにあるかわかりにくい骨盤底筋の位置をチェック！
骨盤の底を前から、横から、後ろから実際に手で触れてみよう

骨盤底筋はインナーマッスル（深層筋）の１つで体の深いところに位置する筋肉のため、体の外側からは触れにくく、腕や足と違って関節がないため体操を行ったときに正しく動いているかどうかがわかりづらいことも。そこで、まずは骨盤底筋が自分の体のどこにある筋肉かを理解することから始めましょう。

骨盤底筋の位置を体の前側からチェックしよう

イスに座ったまま足を軽く開き、手指をおへそに当て、おなかに沿って下ろしていくとアンダーヘアのあたりで硬い骨の出っ張りに触れます。この骨が「恥骨」です。骨盤底筋の前側は恥骨の後ろ側にあります。

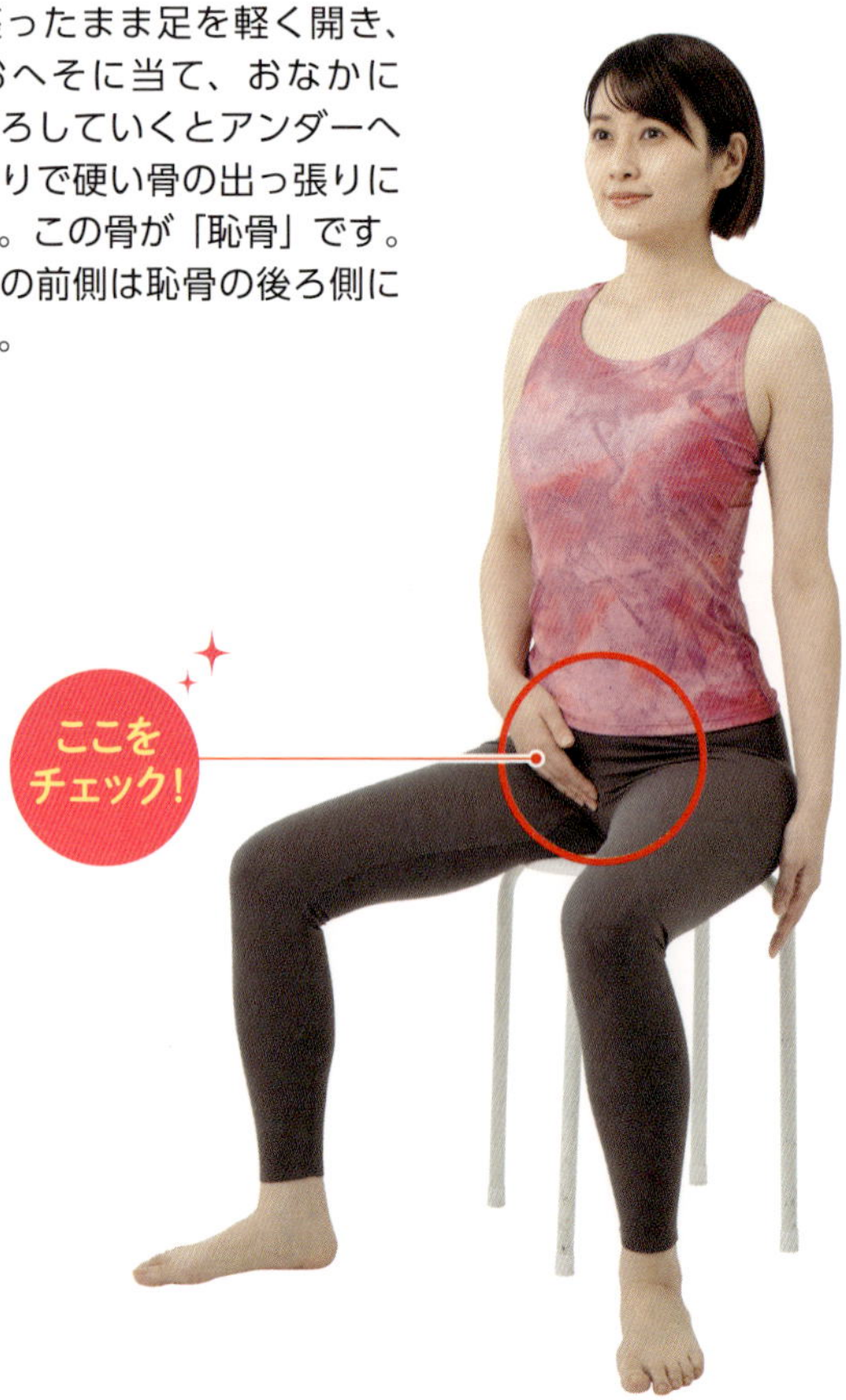

骨盤底筋の位置を体の左右からチェックしよう

イスに座ったまま足を軽く開き、左右の手のひらを上向きにしてお尻の下に差し入れると、硬い骨の出っ張りに触れます。この骨が「坐骨結節」でイスに座るときに当たるお尻の骨の部分。骨盤底筋は左右の坐骨結節の間にあります。

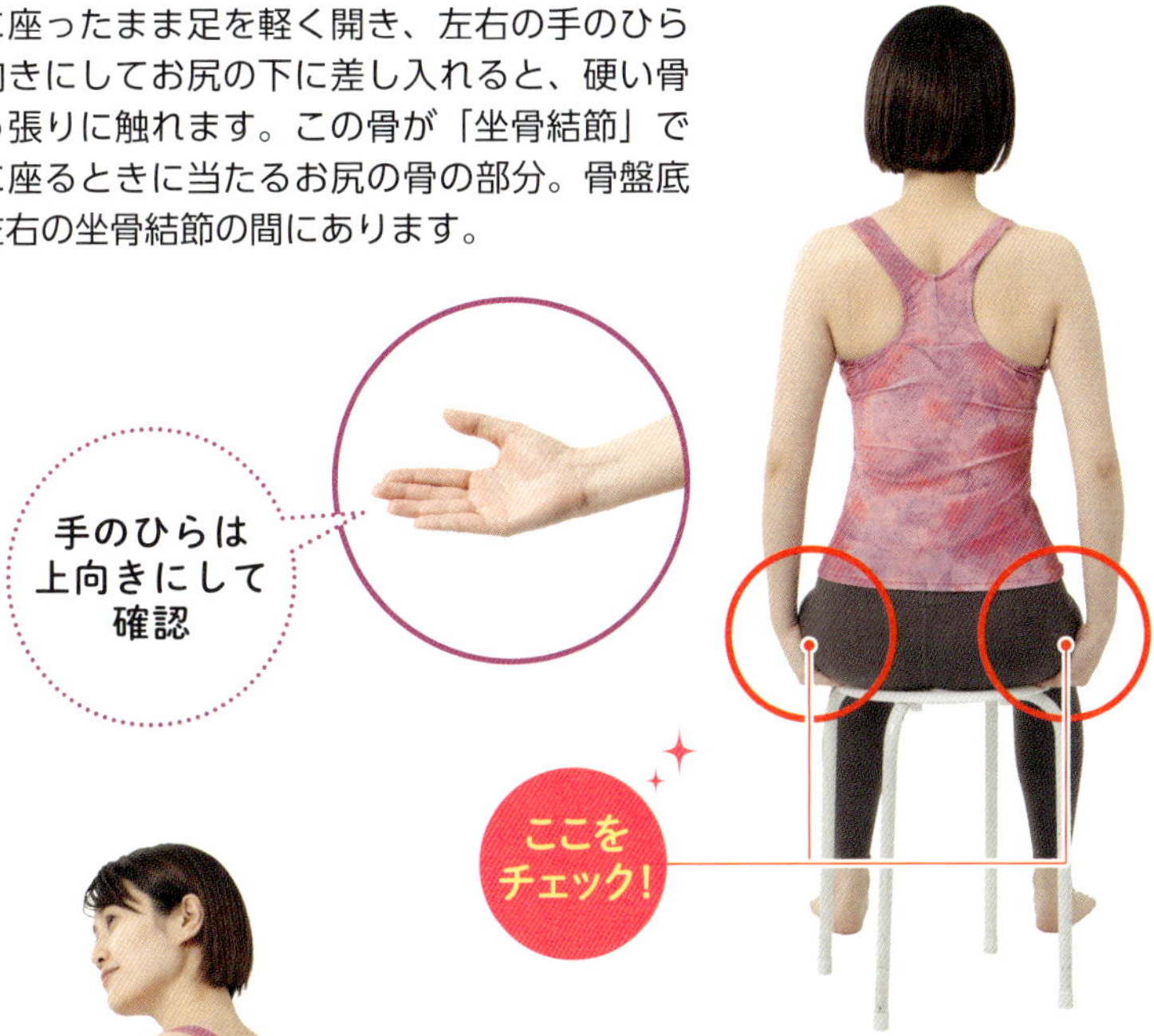
手のひらは
上向きにして
確認
ここを
チェック!

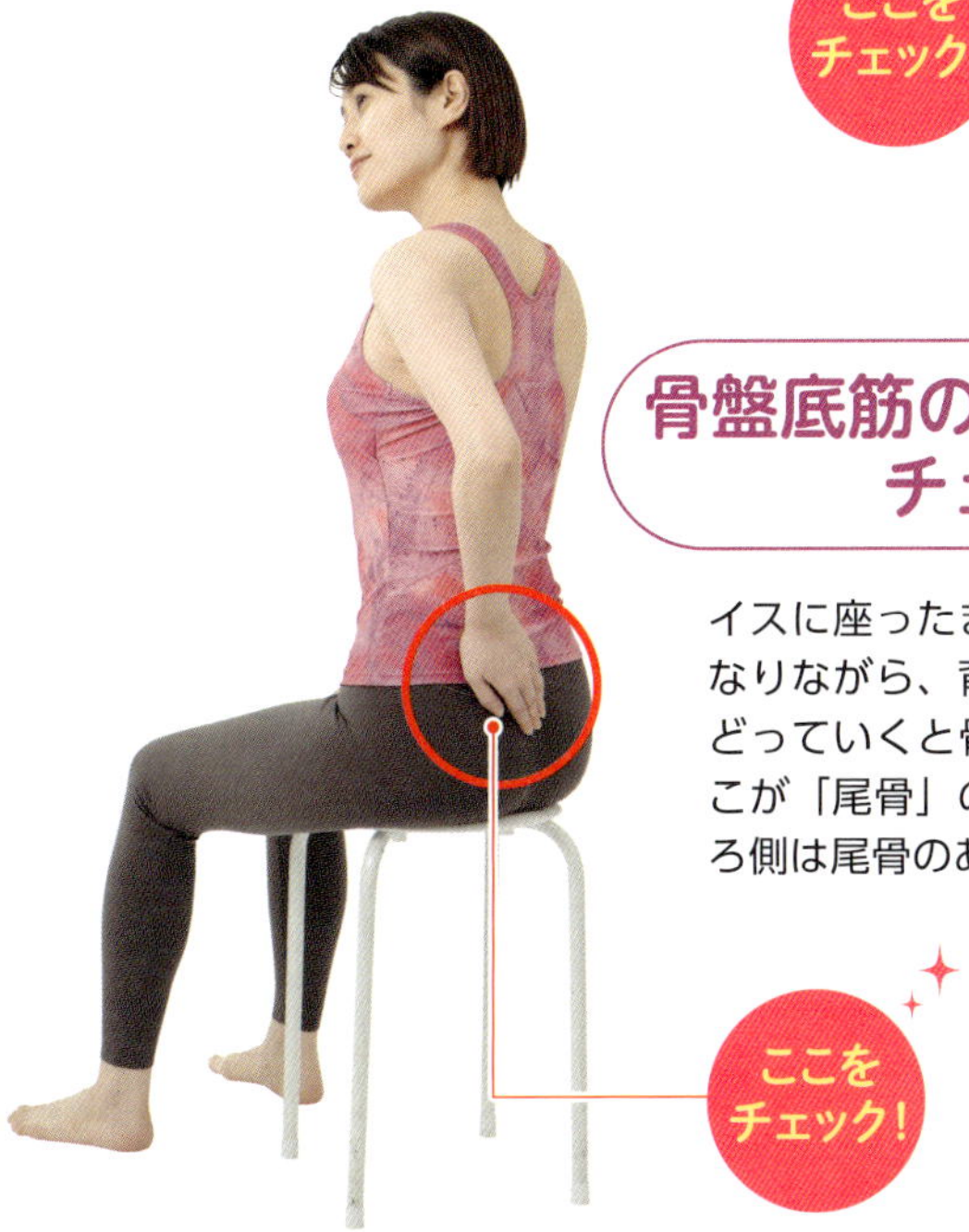
ここを
チェック!

骨盤底筋の位置を体の後ろからチェックしよう

イスに座ったまま足を軽く開き、少し前かがみになりながら、背骨（脊柱）を上から下に手指でたどっていくと骨が途切れるところがあります。ここが「尾骨」の先端に当たる部分。骨盤底筋の後ろ側は尾骨のあたりにあります。

骨盤底筋1分体操はお尻をギュッと締める・ゆるめるをくり返すだけ！

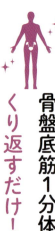

おならを我慢するときを想像して行おう

いつでもどこでも実践！基本の
立って骨盤起こし体操

1 足を肩幅程度に開き、背すじを伸ばしてゆっくりと2～3回深呼吸をする。体の力を抜いてリラックスさせる。特におなかに力が入らないように注意すること。

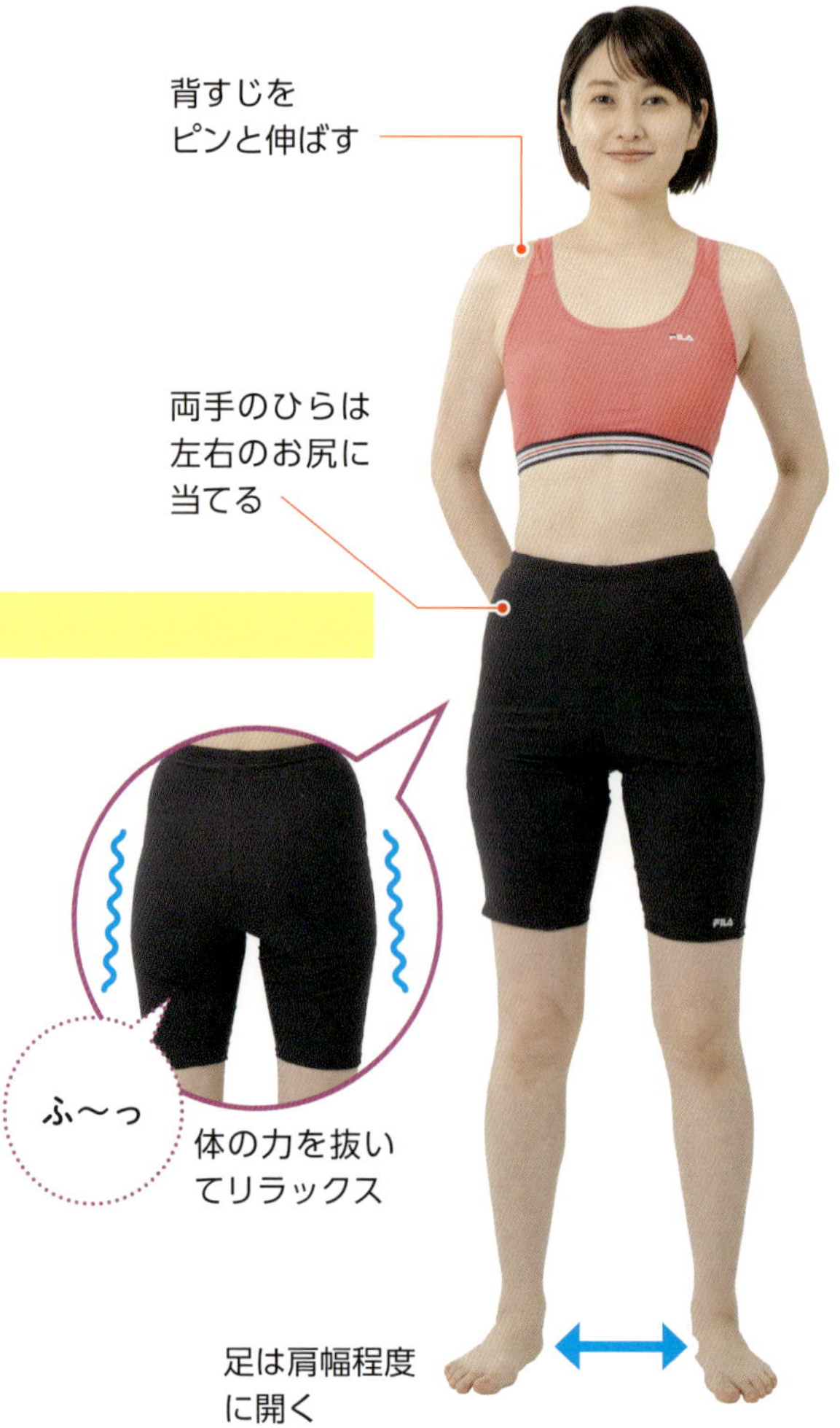
背すじを
ピンと伸ばす
両手のひらは
左右のお尻に
当てる
ふ～っ
体の力を抜い
てリラックス
足は肩幅程度
に開く

2 初めのうちは両手のひらを左右のお尻にあてて行う。そうすることで尿道・膣・肛門が締まる感じを実感しやすい。

3 尿道と膣、肛門を意識しながらお尻をギュッと締める。骨盤底筋を頭のほうへ引き上げるようにして5秒間維持した後、5秒間ゆるめてリラックスする。

4 ❸を5回くり返す。

5 次に❸と同じ要領で1秒ごとお尻を締める・ゆるめるを5回くり返す。体が動くようなら力が入りすぎ。リズミカルに行うことが大切。

❸～❺を1セットとして、1日6セット行いましょう。

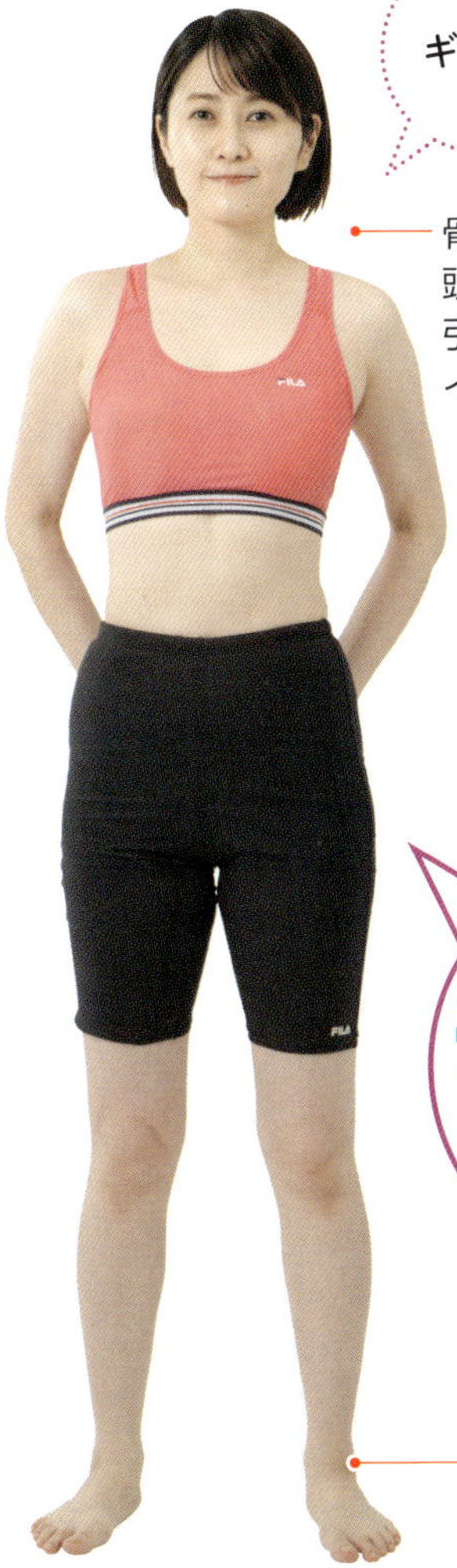

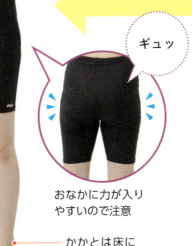

ギュッ

骨盤底筋を頭のほうに引き上げるイメージで

かかとは床につけたままで

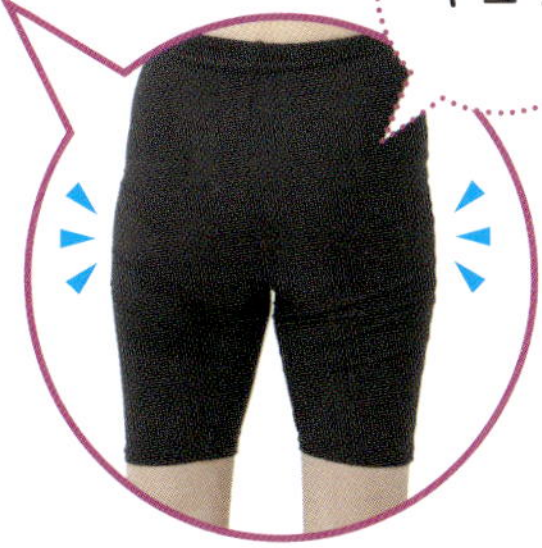

ギュッ

おなかに力が入りやすいので注意

ポイント

ギュッと締めるとき注意したいのが、おなかに力を入れてふんばらない（いきまない）こと。いきむと骨盤底筋が下側に押し出されてしまい効果が得られません

「立ってお尻をギュッ」でふらつくときは

イスを使って骨盤起こし体操

立ったままだと不安な人は背もたれのあるイスを使って行いましょう

1 片方の手をイスの背もたれに軽く置く。このとき腕や肩に力を入れないように注意。足を肩幅程度に開き、背すじを伸ばしてゆっくりと2～3回深呼吸をする。

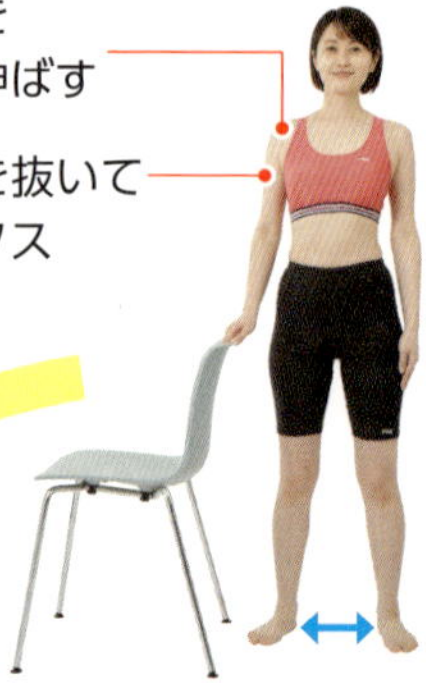

背すじをピンと伸ばす

体の力を抜いてリラックス

足は肩幅程度に開く

骨盤底筋を頭のほうに引き上げるイメージで

おなかに力を入れない

かかとは床につけたままで

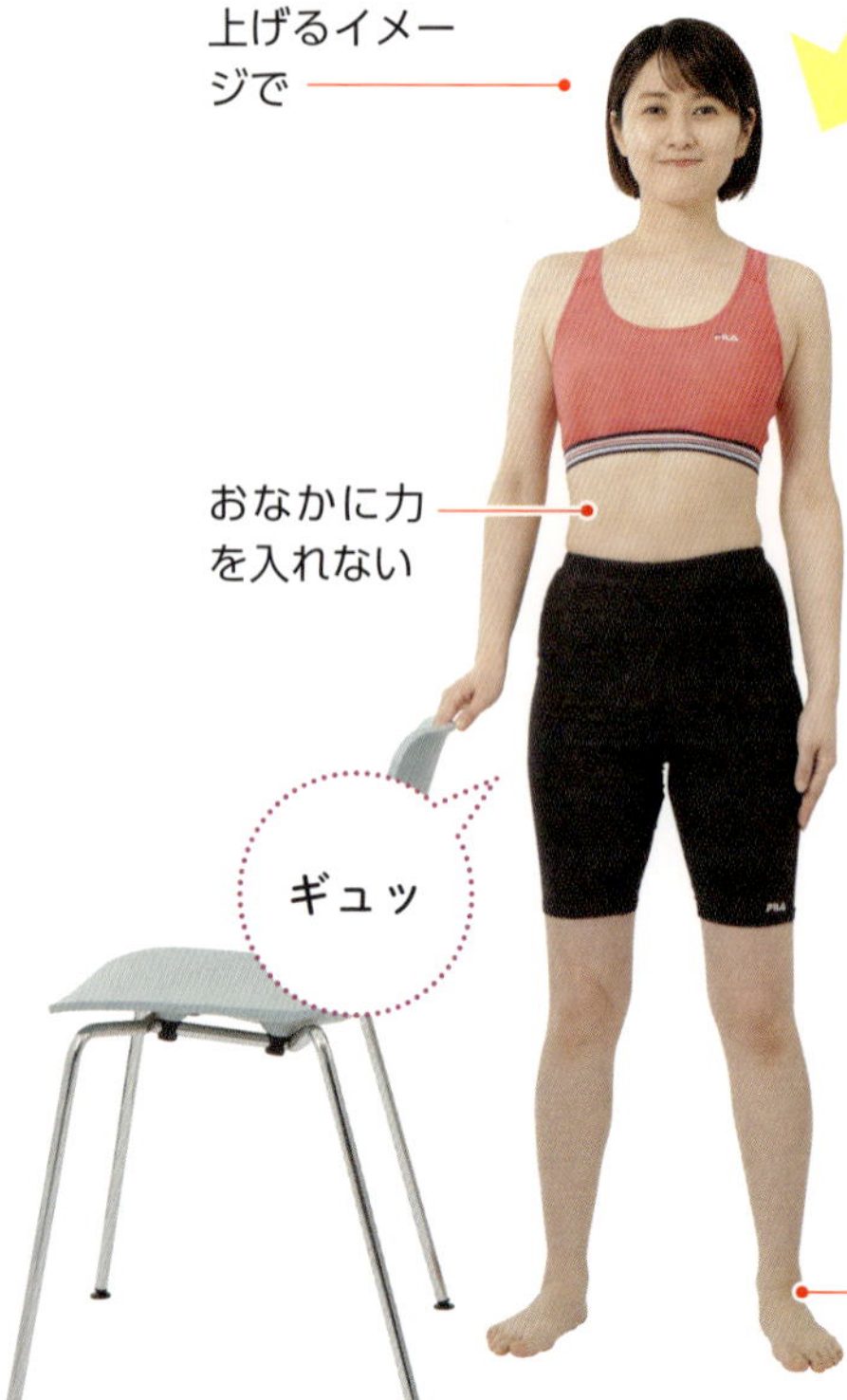

2 尿道と膣、肛門を意識しながらお尻をギュッと締める。5秒間維持した後、5秒間ゆるめる。

3 ❷を5回くり返す。

4 次に❷と同じ要領で1秒ごとにお尻を締める・ゆるめるを5回くり返す。

❷～❹を1セットとして1日6セット行いましょう。

背もたれのあるイスのほか、テーブルや机、手すりを支えにしてもOK。

「もっと体を安定させたい」ときは
壁を支えに骨盤起こし体操

1 片方の手を壁に軽くおく。このとき腕や肩に力を入れないように注意。足を肩幅程度に開き、背すじを伸ばしてゆっくりと2～3回深呼吸をする。

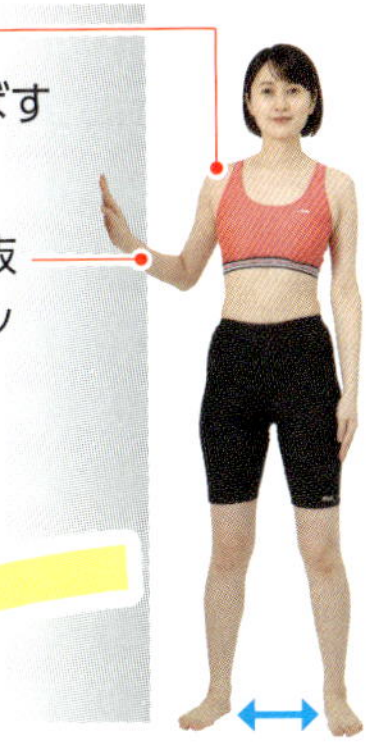
背すじをピンと伸ばす
体の力を抜いてリラックス
足は肩幅程度に開く

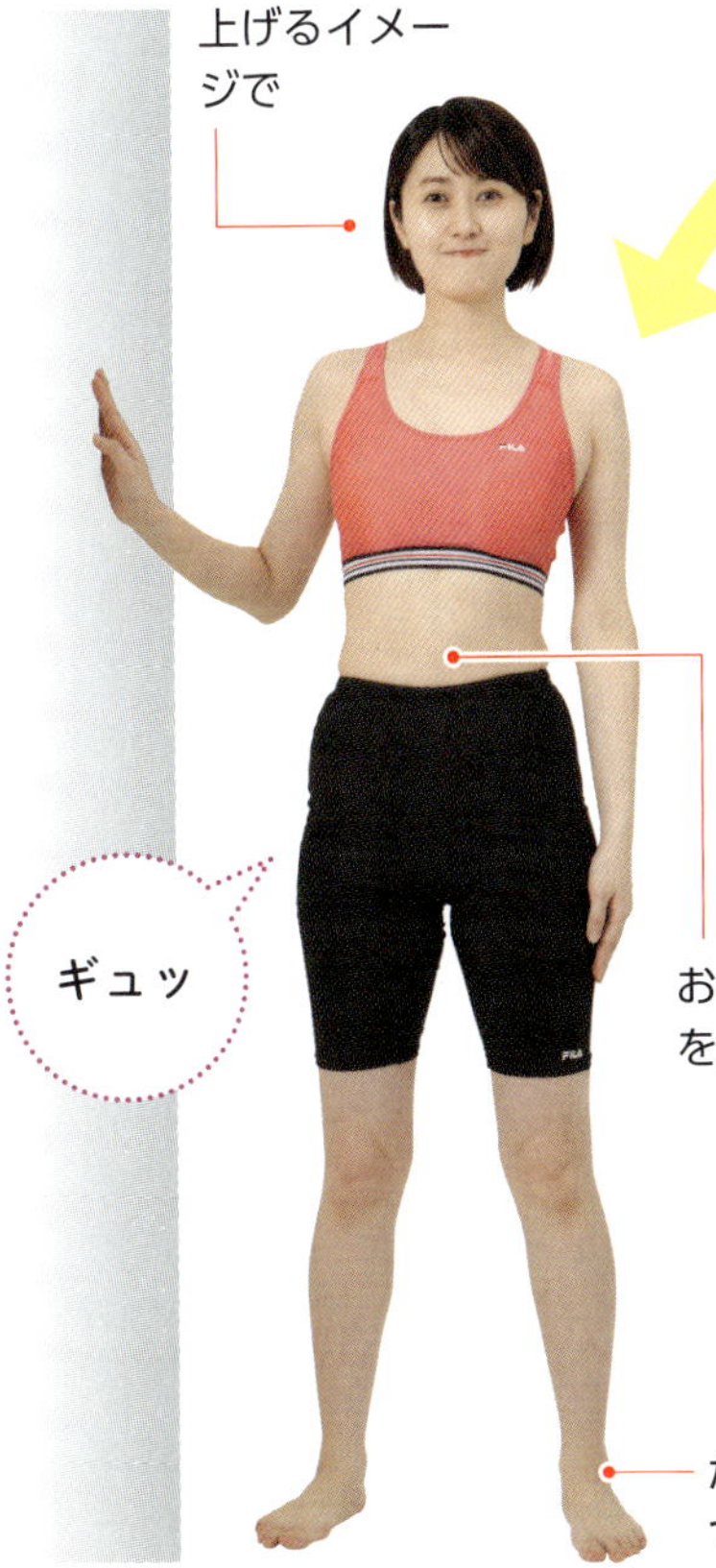
骨盤底筋を頭のほうに引き上げるイメージで
ギュッ
おなかに力を入れない
かかとは床につけたままで

2 尿道と膣、肛門を意識しながらお尻を締める。5秒間維持した後、5秒間ゆるめる。

3 ❷を5回くり返す。

4 次に❷と同じ要領で1秒ごとにお尻を締める・ゆるめるを5回くり返す。

❷～❹を1セットとして1日6セット行いましょう。

ポイント

排尿や排便を我慢したり、おならを我慢したりするイメージで行うと「ギュッ」のコツがつかみやすい

あおむけになって行う
膀胱アップ体操

あお向けの姿勢を取ると全身に力が入りにくくなるため、体をらくにリラックスさせることができます。ひざを軽く立ててお尻を「ギュッ」とさせることで骨盤底筋の動きが実感しやすいのがメリットです。あおむけの姿勢で行うため、肥満の人やねこ背の人におすすめの体操です。

1. あおむけになって左右の腕は体の横に置く。ゆっくりと２～３回深呼吸をして体の力を抜き、リラックスさせる。
2. ひざを軽く立てて足を肩幅程度に開く。この体勢を取ることで全身の力を抜きやすくなる。

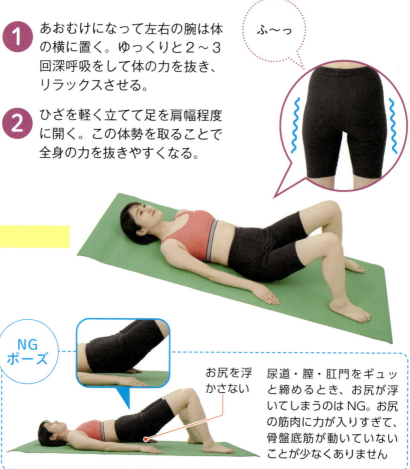

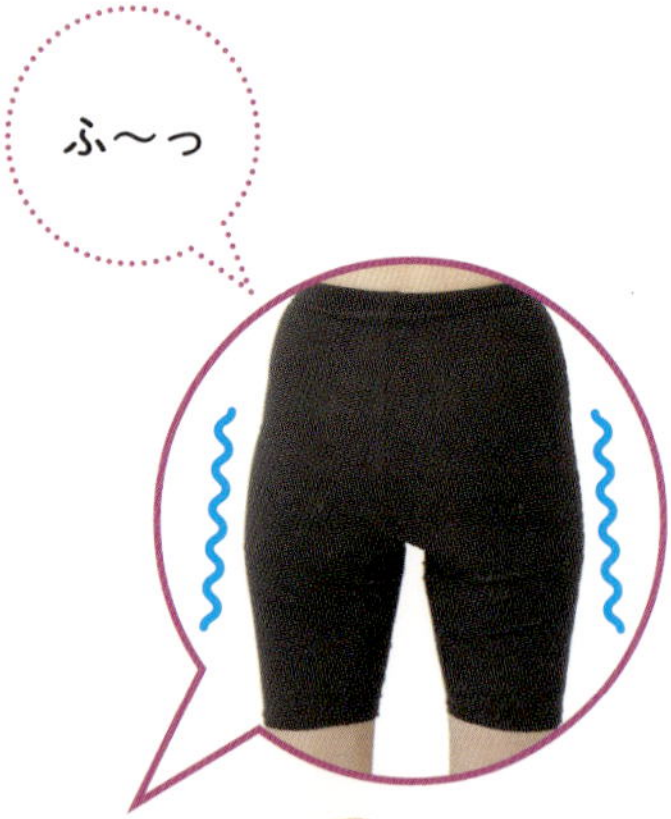

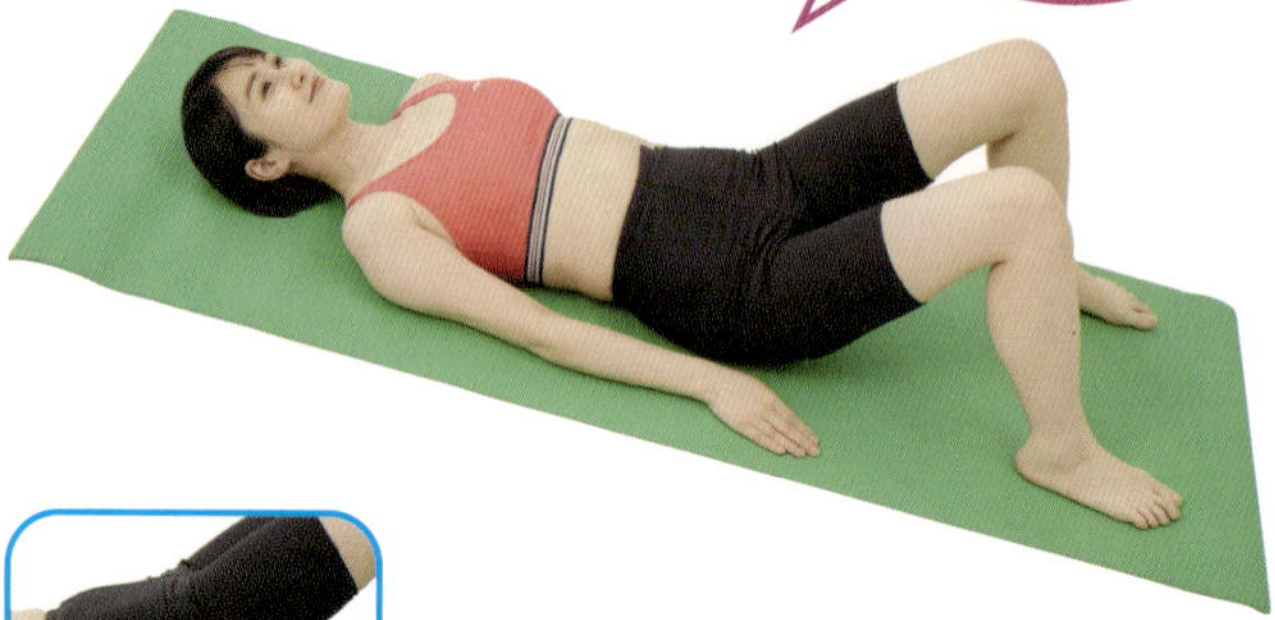

NG
ポーズ

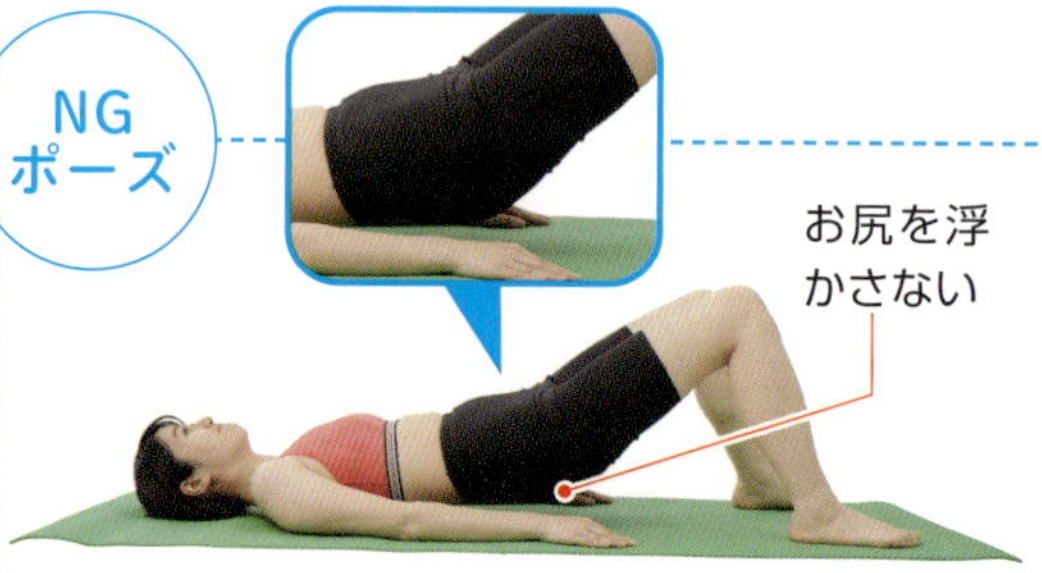

尿道・膣・肛門をギュッと締めるとき、お尻が浮いてしまうのはNG。お尻の筋肉に力が入りすぎて、骨盤底筋が動いていないことが少なくありません

3 尿道と膣、肛門を意識しながらお尻をギュッと締める。骨盤底筋が頭のほうへ引き上げるようにイメージして5秒間維持した後、5秒間ゆるめてリラックスする。

ギュッ

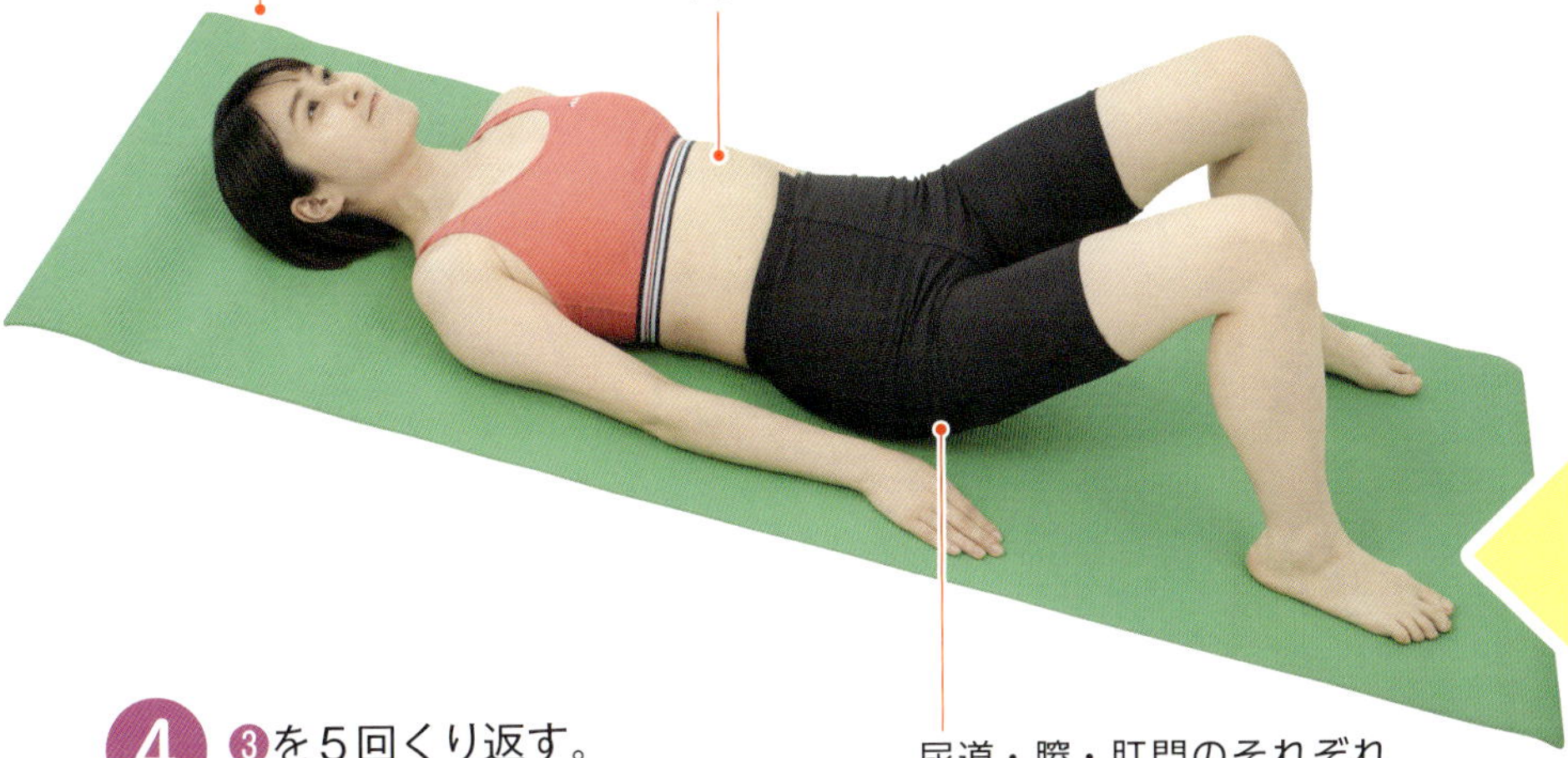
全身をリラックスさせる
おなかに力を入れない
尿道・膣・肛門のそれぞれの穴をすぼめるように

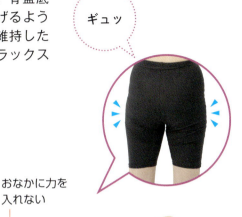

4 ❸を5回くり返す。

5 次に❸と同じ要領で1秒ごとにお尻を締める・ゆるめるを10回くり返す。体が動くようなら力が入りすぎ。リズミカルに行うことが大切。

❸～❺を1セットとして、1日6セット行いましょう。

タオルを使って尿道、膣、肛門の順に締める

1分膣トレ

筒状に丸めたタオルの一直線上に尿道・膣・肛門を当て、タオルを挟み込むイメージで行う骨盤底筋体操です。お尻の左右の坐骨結節を立てて座り、膣・肛門の穴でタオルをつかむような感覚で行いましょう。

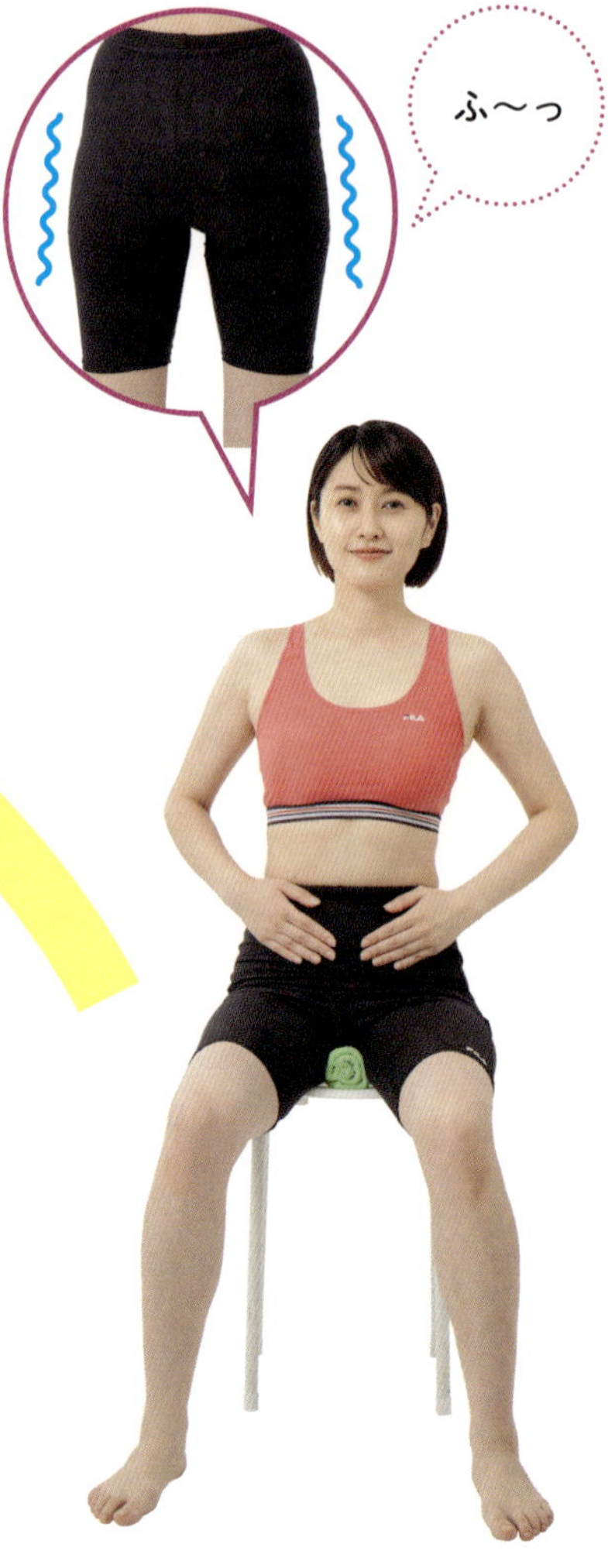

準備

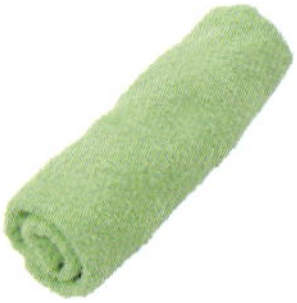

タオルの丸め方

❶フェイスタオルを横向きに置き、三つ折りにする
❷長いほうの辺からクルクルと巻く
❸最後まで巻いたら、巻き終わりを下にして完成

実感しやすいタオルの厚みは人によって異なります。薄いタオルや厚いタオルのほか、フェイスタオルで行いづらいときはバスタオルで試してみるといいでしょう。

1 筒状に丸めたフェイスタオルをイスの中央に置き、尿道・膣・肛門に添わせるようにタオルの上に座る。

2 顔は正面を向いて背すじを伸ばし、ゆっくりと2〜3回深呼吸してリラックスさせる。

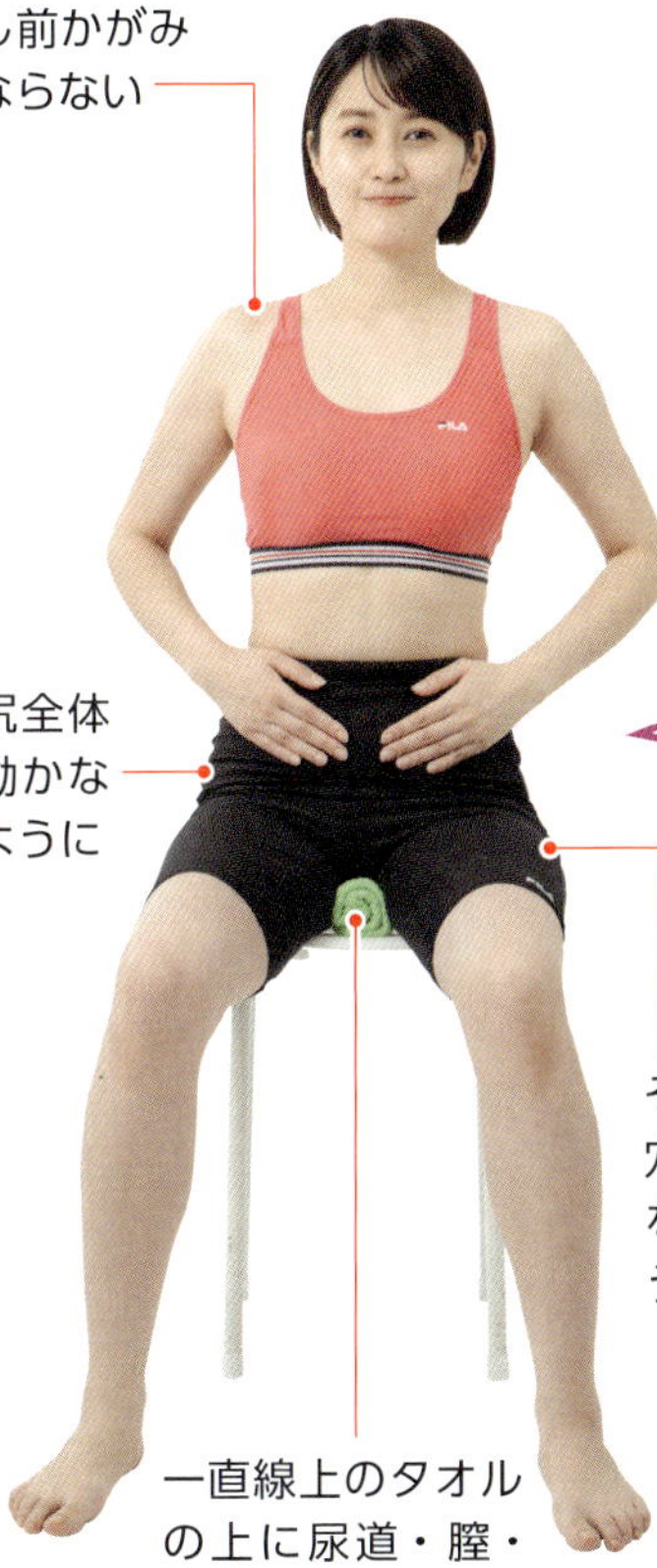
姿勢はピンと正し前かがみにならない
お尻全体が動かないように
それぞれの穴でタオルをつかむような感覚で
一直線上のタオルの上に尿道・膣・肛門をのせる

3 前側の尿道から膣、肛門の順でギュッと締める。骨盤底筋を頭のほうに引き上げるイメージで5秒間維持した後、5秒間ゆるめてリラックスする。

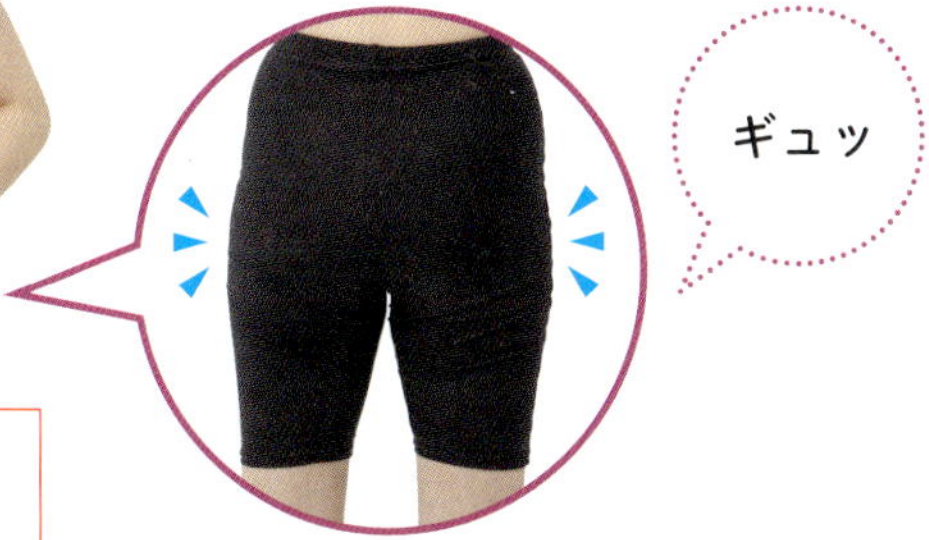
ギュッ

4 ❸を5回くり返す。

5 次に❸と同じ要領で1秒ごとにお尻を締める・ゆるめるを5回くり返す。お尻全体が動いたり前かがみになったりするようなら力が入りすぎ。尿道・膣・肛門がタオルからズレないようにしてリズミカルに行うことが大切。

❸〜❺を1セットとして、1日6セット行いましょう。

NGポーズ

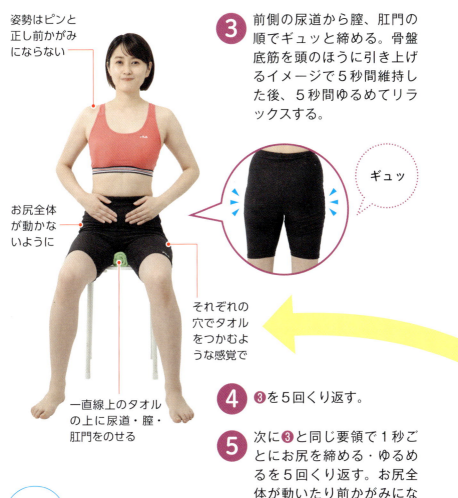

背もたれのあるイスを使うとき、イスにもたれかかるのはNG。骨盤底筋に力が伝わりにくくなり骨盤底筋を動かしにくくなります

呼吸を意識して行うと骨盤底筋がさらに強化！

内臓リフトアップ

「お尻をギュッ」のコツがつかめてきたら、同時に呼吸を意識するようにしましょう。特に「吐く」呼吸を意識すると胸とおなかの境にある横隔膜が上昇し、連動している骨盤底筋も引き上げられます。

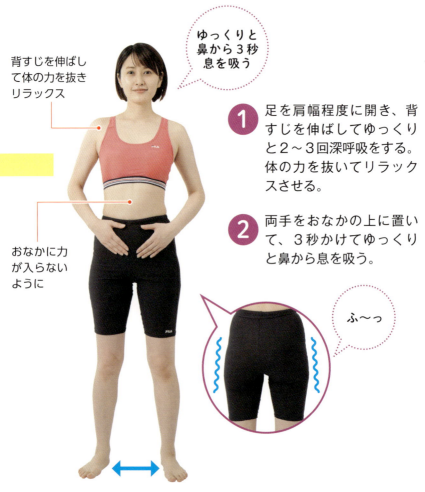

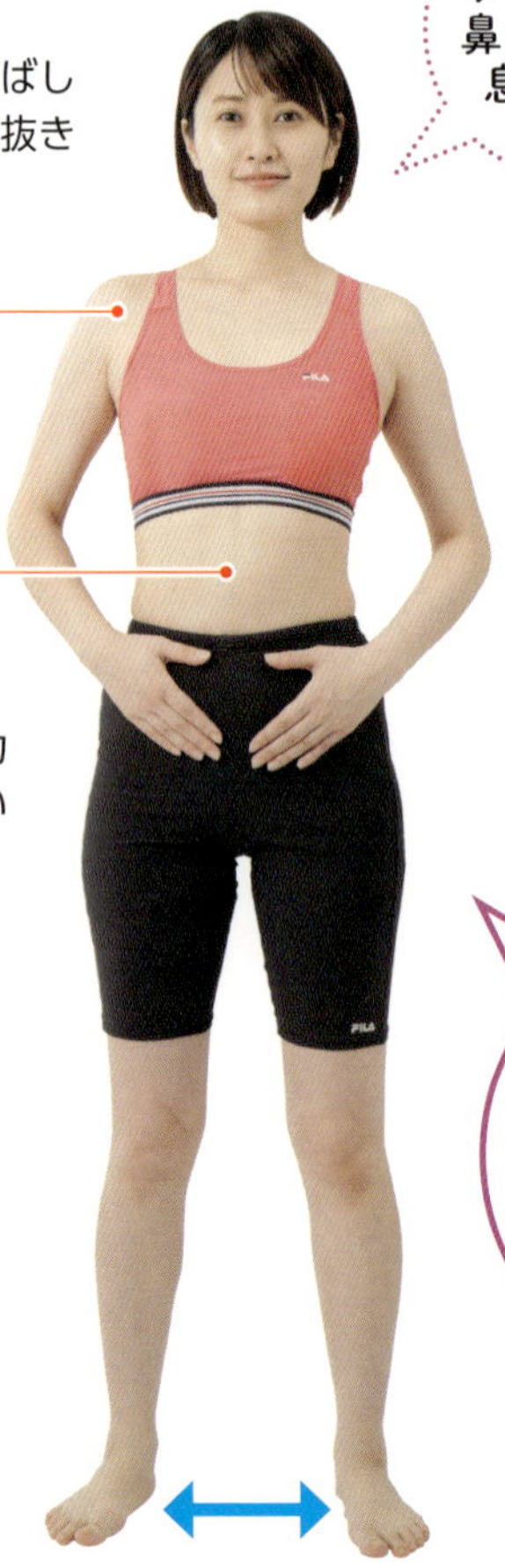
ゆっくりと
鼻から３秒
息を吸う
背すじを伸ばして体の力を抜きリラックス
おなかに力が入らないように
足は肩幅程度に開く

1 足を肩幅程度に開き、背すじを伸ばしてゆっくりと２～３回深呼吸をする。体の力を抜いてリラックスさせる。

2 両手をおなかの上に置いて、３秒かけてゆっくりと鼻から息を吸う。

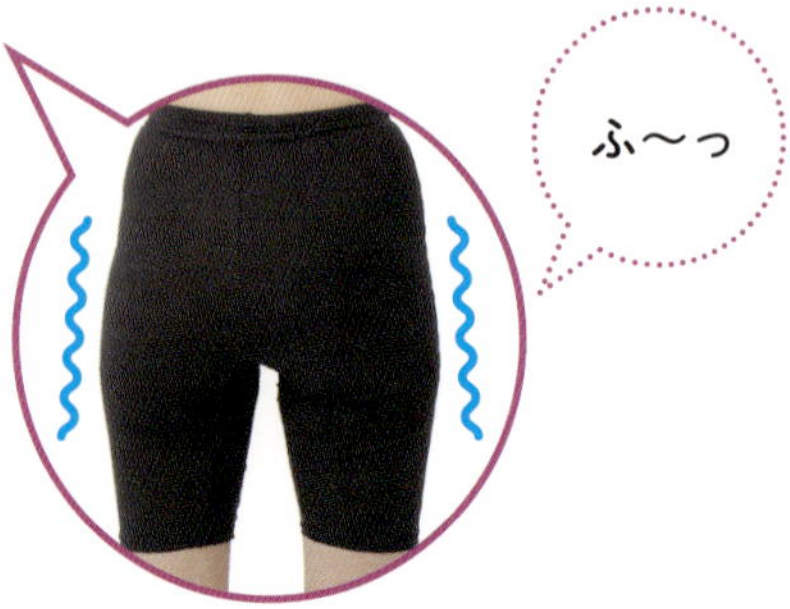
ふ～っ

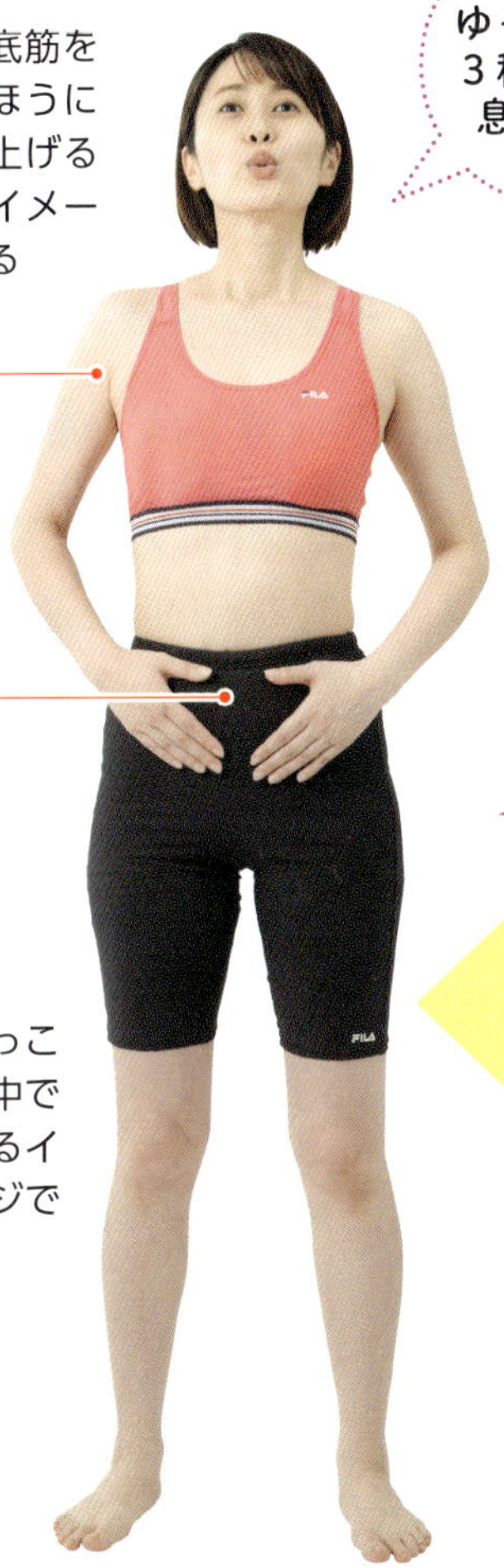
ゆっくりと
3秒かけて
息を吐く
骨盤底筋を頭のほうに引き上げるのをイメージする
おしっこを途中で止めるイメージで

3 3秒かけてゆっくりと口から息を吐きながら、尿道・膣・肛門をジワ～ッと締める。このとき、骨盤底筋を頭のほうへ引き上げるように意識する。

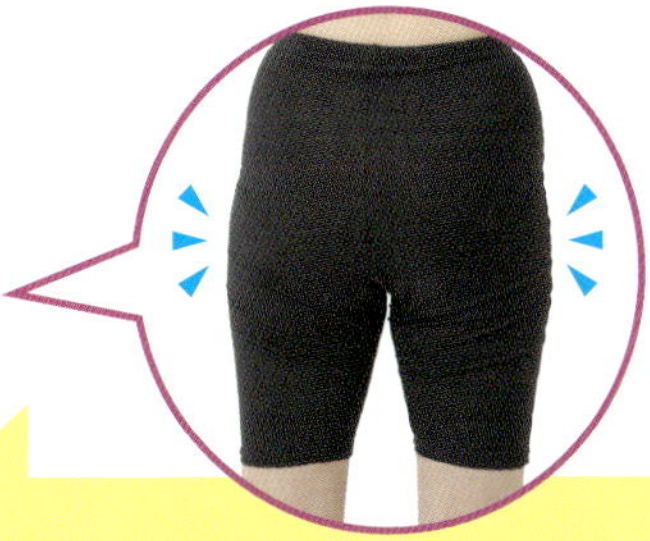
ギュッ

4 3秒かけてゆっくりと息を吸いながら、尿道・膣・肛門をゆるめてリラックスする。

5 ❸～❹を10回行う。

1日2セット以上行いましょう。

特に息を吐くことを意識しましょう

息を吐くとおなかの上にある横隔膜が上がって、おなかの空間が広がります。すると、骨盤底筋に圧力がかかりづらくなり、尿道・膣・肛門を締めやすくなります。

とはいえ、息を吐くことを意識するのはなかなか難しいもの。そんなときは風船を使うと口から息を吐くことを意識しやすくなります。

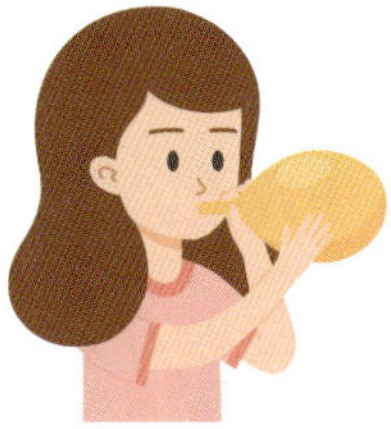

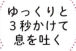

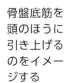

「お尻をギュッ」の効果がいっそう高まる

もれ止めエクサ

両ひざをくっつけて股を閉じ、両足はできるかぎり開くことで尿道・膣・肛門がいっそうギュッと締まります。内臓の垂れ下がりを防ぎ、尿もれや便もれの予防・改善にも効果抜群です。

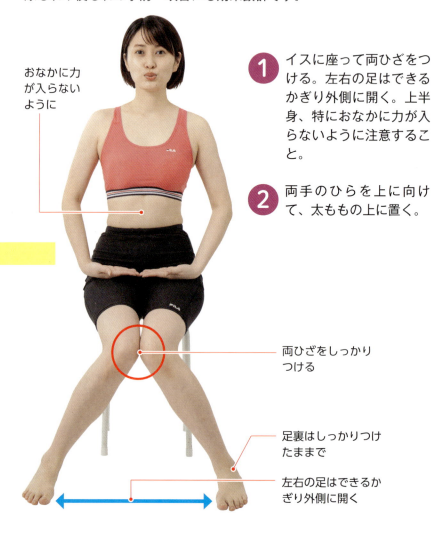

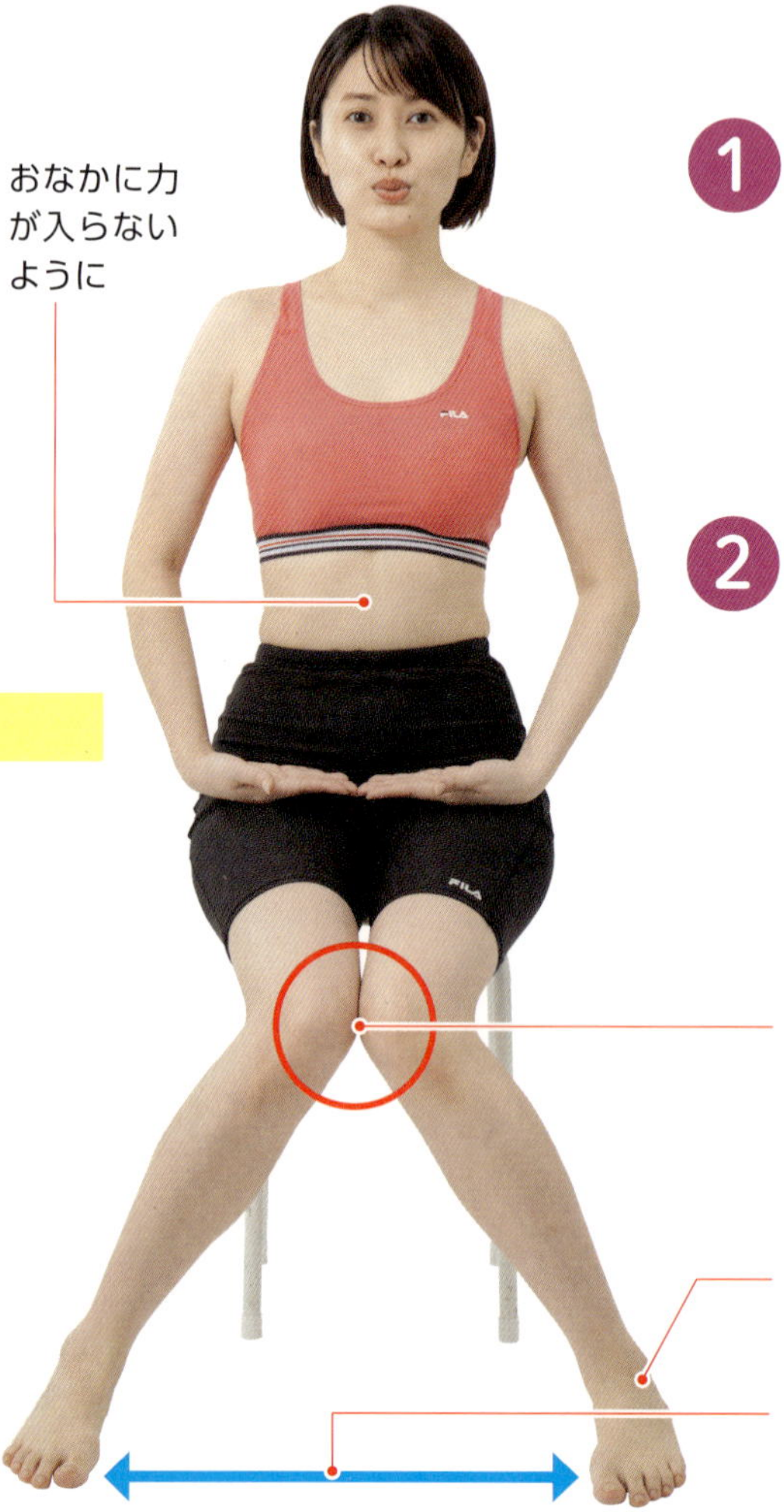

おなかに力が入らないように
両ひざをしっかりつける
足裏はしっかりつけたままで
左右の足はできるかぎり外側に開く

1 イスに座って両ひざをつける。左右の足はできるかぎり外側に開く。上半身、特におなかに力が入らないように注意すること。

2 両手のひらを上に向けて、太ももの上に置く。

3 5秒かけて両腕を胸の位置まで上げる。このとき、骨盤底筋を頭のほうへ引き上げるように意識すると、尿道・膣・肛門が自然に締まりやすくなる。

4 3秒かけてゆっくりと腕を下げる。

5 3～4を5回行う。

1日5セット以上行いましょう。

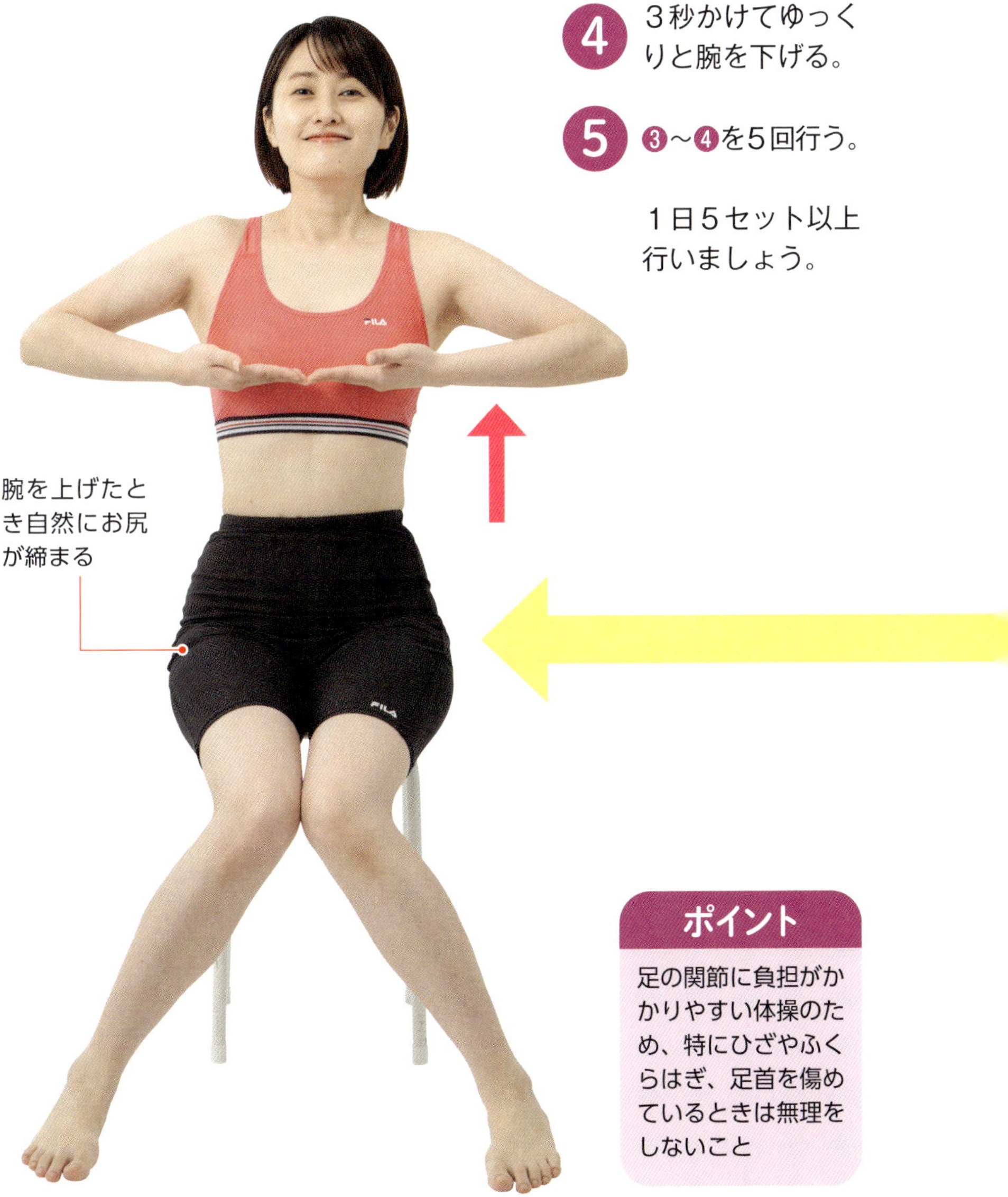
腕を上げたとき自然にお尻が締まる

ポイント

足の関節に負担がかかりやすい体操のため、特にひざやふくらはぎ、足首を傷めているときは無理をしないこと

骨盤底筋1分体操を行ったら尿もれ・残尿感、下腹部の違和感・不快感のすべてが改善したと海外の研究で報告

骨盤底筋1分体操はやり方が非常に簡単なため、すきま時間を見つけていつでもどこでも実践できるのがメリットです。**「お尻《しり》をギュッと締める」というただ一点の動作が基本ですから、骨盤底筋の位置をしっかりと意識し、筋肉の動きに集中して行うようにしましょう。**

海外の研究によると、骨盤臓器脱による下腹部の違和感・不快感や、尿もれ・残尿感といった過活動膀胱《ぼうこう》による排尿トラブルに悩む患者さんたちに骨盤底筋を鍛える体操を行ったところ、半数以上の人の症状が改善したと報告されています。しかも、排尿トラブルの種類を問わず、すべての症状が軽快したことがわかりました。

私が行ったMRIによる画像診断では、薄くなっていた骨盤底筋の筋肉に厚みが増し、骨盤臓器脱で変形して垂れ下がった臓器がもとの位置に戻り、正常化したことを確認しています。

第5章

臓器の垂れ下がりが治まり膣の違和感も
解消した！　尿もれ・頻尿・尿意切迫感が
改善しトイレの悩みがなくなった！

骨盤底筋1分体操
体験＆実例集

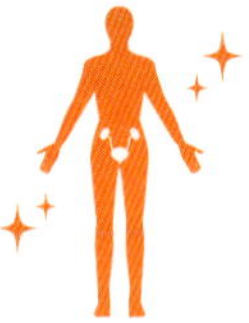

MRIの画像で確認！ 骨盤臓器脱で変形し垂れ下がった膀胱が骨盤底筋1分体操で正常な位置に戻った

骨盤底筋1分体操を続けると、筋肉の厚みが増してハリを取り戻し、骨盤臓器脱で下がった膀胱《ぼうこう》などの臓器の位置が改善することが期待できます。下腹部の違和感や不快感が軽快するほか、尿もれや残尿感といった過活動膀胱のおしっこの悩みも解消されやすくなります。

西川《にしかわ》由美子《ゆみこ》さん（60代・女性）は、閉経を迎えたころから股《また》の間にピンポン玉を挟んでいるような違和感を覚えるようになりました。ソファに座っているときなど、じっとしていると不快感は治まったそうですが、立ったり歩いたりして体を動かすと症状が悪化。常に股ズレが起こっているような感覚で下腹部が気になり、普段《ふだん》の生活が送りにくくなったといいます。

西川さんの膀胱をMRIの画像で確認したところ、膀胱が変形していることがわかりました。健康な状態では、膀胱は恥骨と同じくらいの高さにあるのですが、膀胱の

骨盤底筋１分体操で膀胱の垂れ下がりが改善

体操前　　体操後

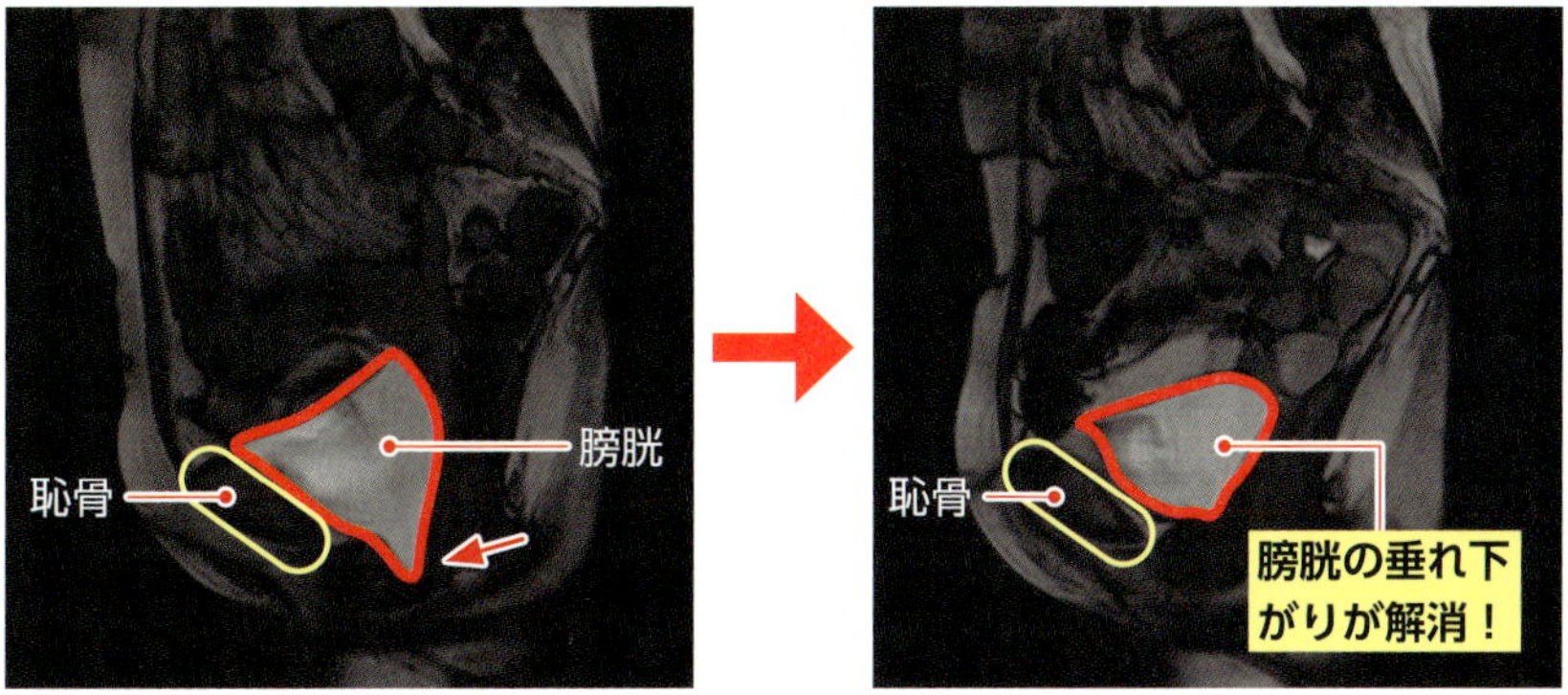

体操前は膀胱が変形して下の部分が垂れ下がっていた

膀胱の変形が改善して垂れ下がりはすっかり解消。膀胱が恥骨と同じ高さまで上がるようになった

下側は恥骨《ちこつ》より下に垂れ下がっていたのです。

そこで、西川さんに骨盤底筋1分体操を試してもらい、1ヵ月後に改めてMRIの検査を行いました。すると、**体操前は変形していた膀胱が正常化して垂れ下がりは解消。膀胱は左側にある恥骨と同じ高さにまで上がるようになったのです。骨盤底筋の厚みが増してハリを取り戻したことも確認できました。**

西川さんに話を聞くと、ピンポン玉を股に挟んでいるような違和感がなくなってきたとのこと。

おなかに力を入れても何かが垂れ下がっている感覚が起こることなく、「こんなに変わるなんて」と喜んでいます。

骨盤底筋1分体操で**骨盤底筋の筋肉に厚みが増して**垂れ下がりも解消！**尿もれや残尿感も大幅改善**

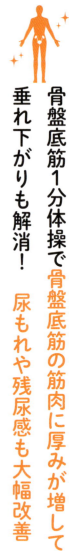

山本さん（50代・女性）の骨盤底筋の画像

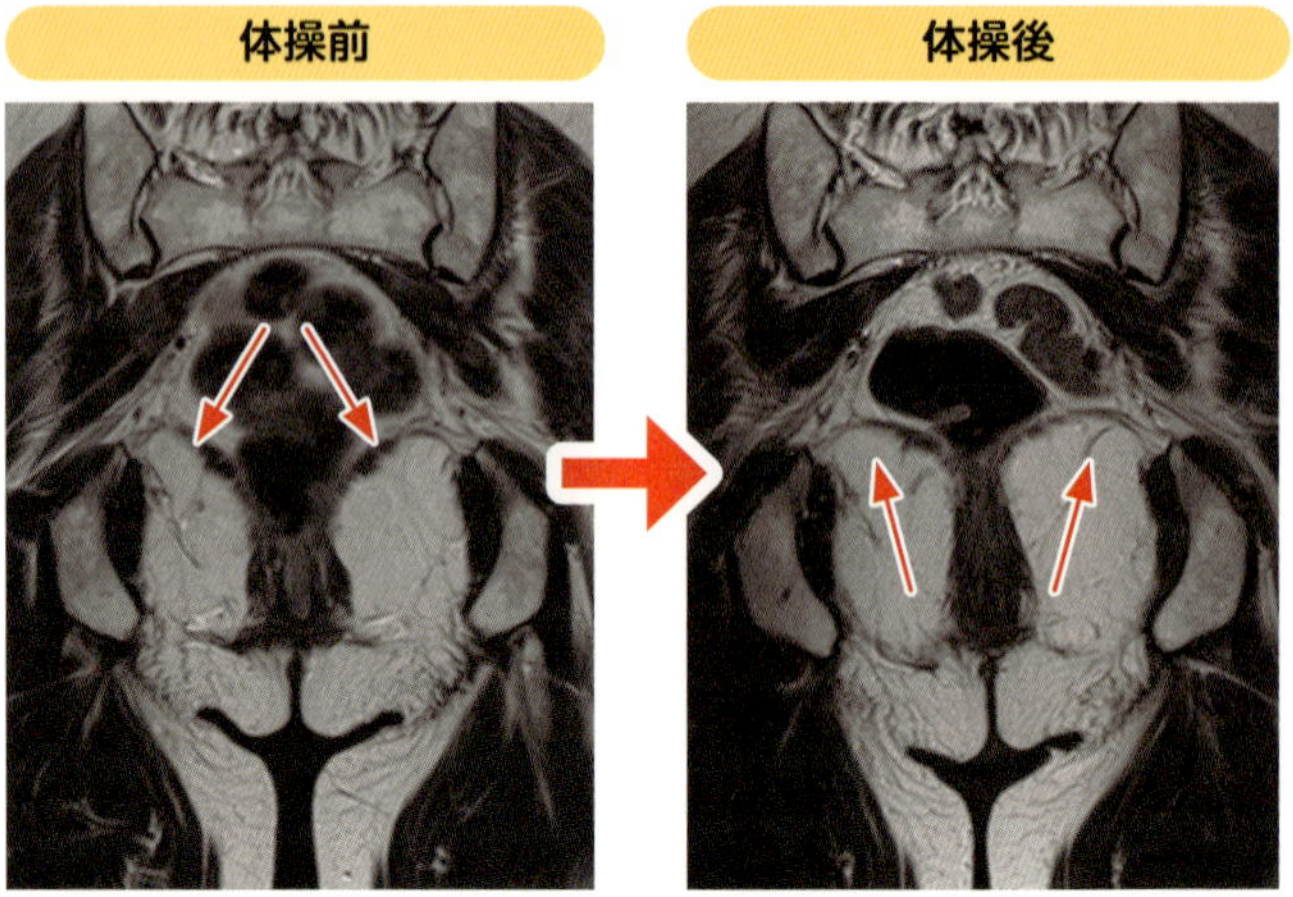

骨盤底筋が垂れ下がっている

骨盤底筋が頭の方向に盛り上がった

加齢によって筋肉が衰えてゆるむように、骨盤底筋の筋力も低下して重力に逆らえず、下垂するようになります。

山本《やまもと》里《さと》美《み》さん（50代・女性）は、40代後半からトイレに行ったあとも尿意が治まらず、おしっこを出し切った感覚が得られなかったそうです。山本さんの骨盤をMRIの画像で見たところ、骨盤底筋が垂れ下がっているのがわかりました。

そこで、骨盤底筋1分体操を毎日実践してもらうと、**下垂していた骨盤底筋が頭の方向に盛り上がったことを確認できたのです。骨盤底筋**

清水さん（60代・女性）の骨盤底筋の画像

体操前

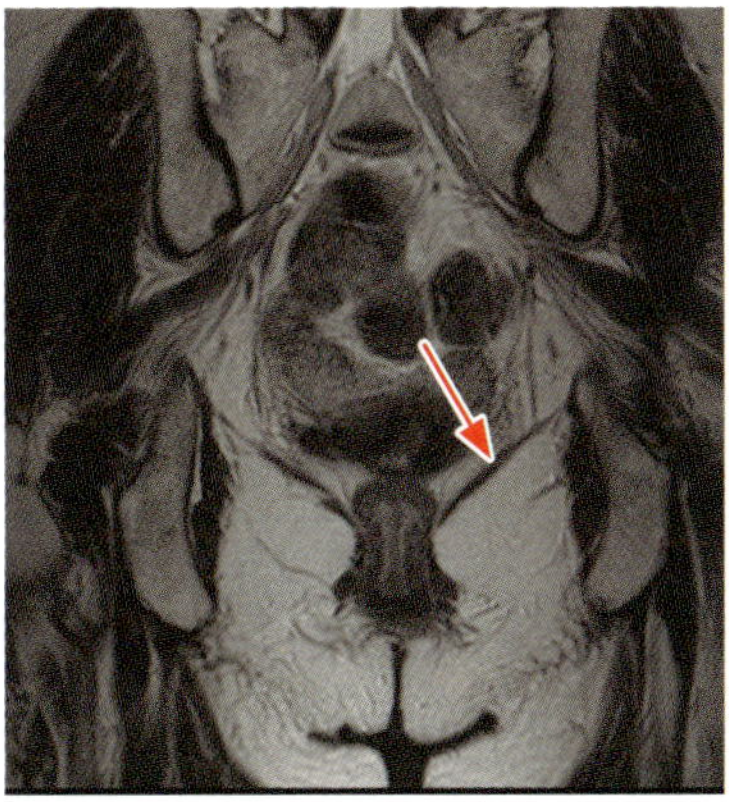

骨盤底筋が下垂し薄くなっている

体操後

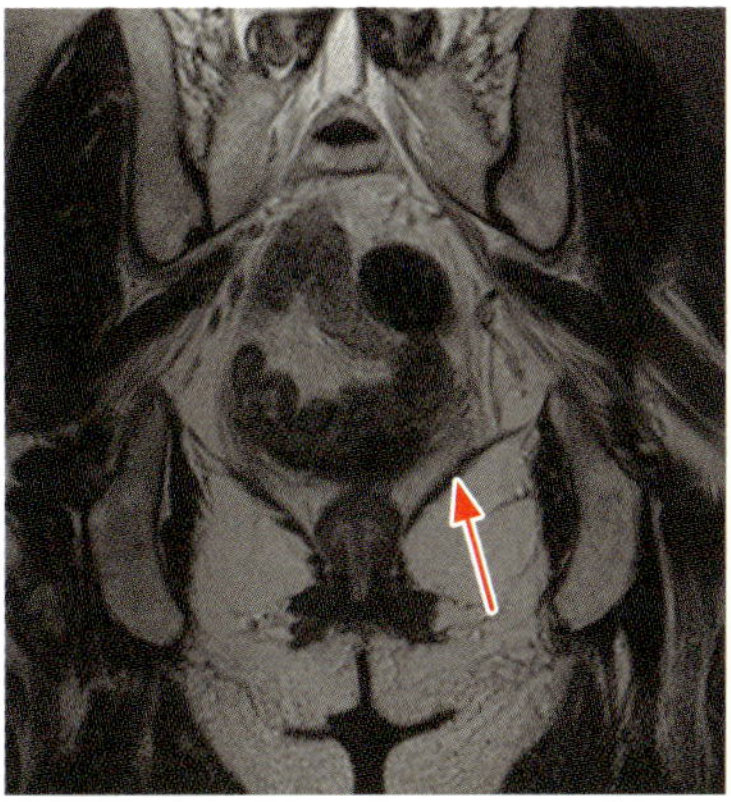

骨盤底筋の真ん中が盛り上がり厚みも増した

のゆるみが改善したことで、残尿感を覚えることが少なくなりました。

清《し》水《みず》幸《さち》恵《え》さん（60代・女性）は、セキやくしゃみをしたり、イスから立ち上がったりしたときなど、おなかに少し力が入っただけでも尿がもれてしまったそうです。清水さんの骨盤をMRIの画像で診断すると、骨盤底筋が左右ともに下垂していて、筋肉が薄くペラペラになっていました。

尿もれ改善のために骨盤底筋1分体操を行うと、**1ヵ月後には骨盤底筋の厚みが増したことが画像で確認できました。日に日に尿もれの起こる頻度が減って、大笑いしておなかに力が入ってもおしっこがもれることはなくなったそうです。**

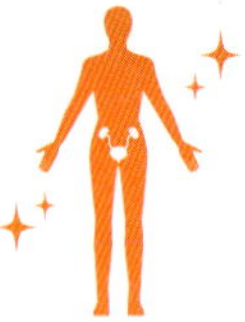

骨盤臓器脱で起こった腟の違和感や尿もれが骨盤底筋1分体操で軽快し重い物を持っても平気になった

安斉聡子《あんざいさとこ》さん（50代・女性）は閉経を迎えたころからおしっこが近くなり、立ち上がったときに突然の尿意に襲われることもしばしばで、トイレに間に合わずに尿がもれることもありました。しだいに、股《また》の間に何かが挟まっているような違和感を覚えて、尿が出にくいと感じることもあったのです。

スーパーで重い買い物かごを持ったり、長時間歩いたりすると腟《ちつ》のあたりに違和感を覚えました。そこで婦人科のクリニックを受診すると、骨盤臓器脱で腟から膀胱《ぼうこう》が垂れ下がっていることがわかったのです。

安斉さんは、クリニックで処方された膀胱の収縮を抑える薬を飲み、骨盤底筋１分体操も行いました。すると、**１ヵ月が過ぎたころから尿もれが治まり、トイレで尿が出にくいといった症状も改善したのです。３ヵ月後には腟の違和感が軽快し、重い物を持って歩いても、股に何かが挟まっている感覚がほとんど起こらなくなりました。**

第6章

突然起こる尿意や下腹部の不快感を防ぐ!

骨盤底筋への負担が軽くなり

膀胱や子宮、膣の違和感を抑えるOK習慣・NG習慣

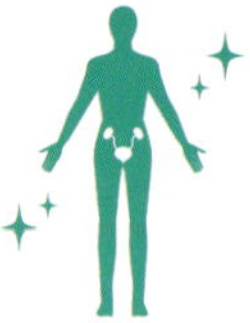

50歳以降の女性は女性ホルモンの減少で筋肉のハリが失われるため骨盤底筋への負担を軽減させる生活の工夫が不可欠

50歳以降に起こる尿もれや頻尿、尿意切迫感といった排尿トラブルが起こる原因のほとんどが、骨盤底筋のゆるみによるもの。骨盤底筋は骨盤の底で直腸や膀胱《ぼうこう》、女性なら子宮など、骨盤内にある臓器を支える役割をしたハンモック状に広がる筋肉です。伸縮自在のハンモックのように、尿道や肛門《こうもん》を締めたりゆるめたりして排尿・排便のコントロールにはとても役立ちます。ところが、年を重ねるとともにハンモック状の筋肉が薄くペラペラになってしまい、骨盤底筋の伸縮作用も鈍くなって排尿トラブルが多発。骨盤内にある臓器が少しずつ垂れ下がり、骨盤臓器脱になってしまうのです。

骨盤底筋はもちろん男女ともに存在します。一方で、**女性の体は女性ホルモンによる影響を多く受けており、骨盤底筋も例外ではありません。女性ホルモンの一種である「エストロゲン」には、骨盤底筋をはじめとする筋肉にハリを持たせ、骨盤内にあ**

女性ホルモン（エストロゲン）の年代別分泌量の推移

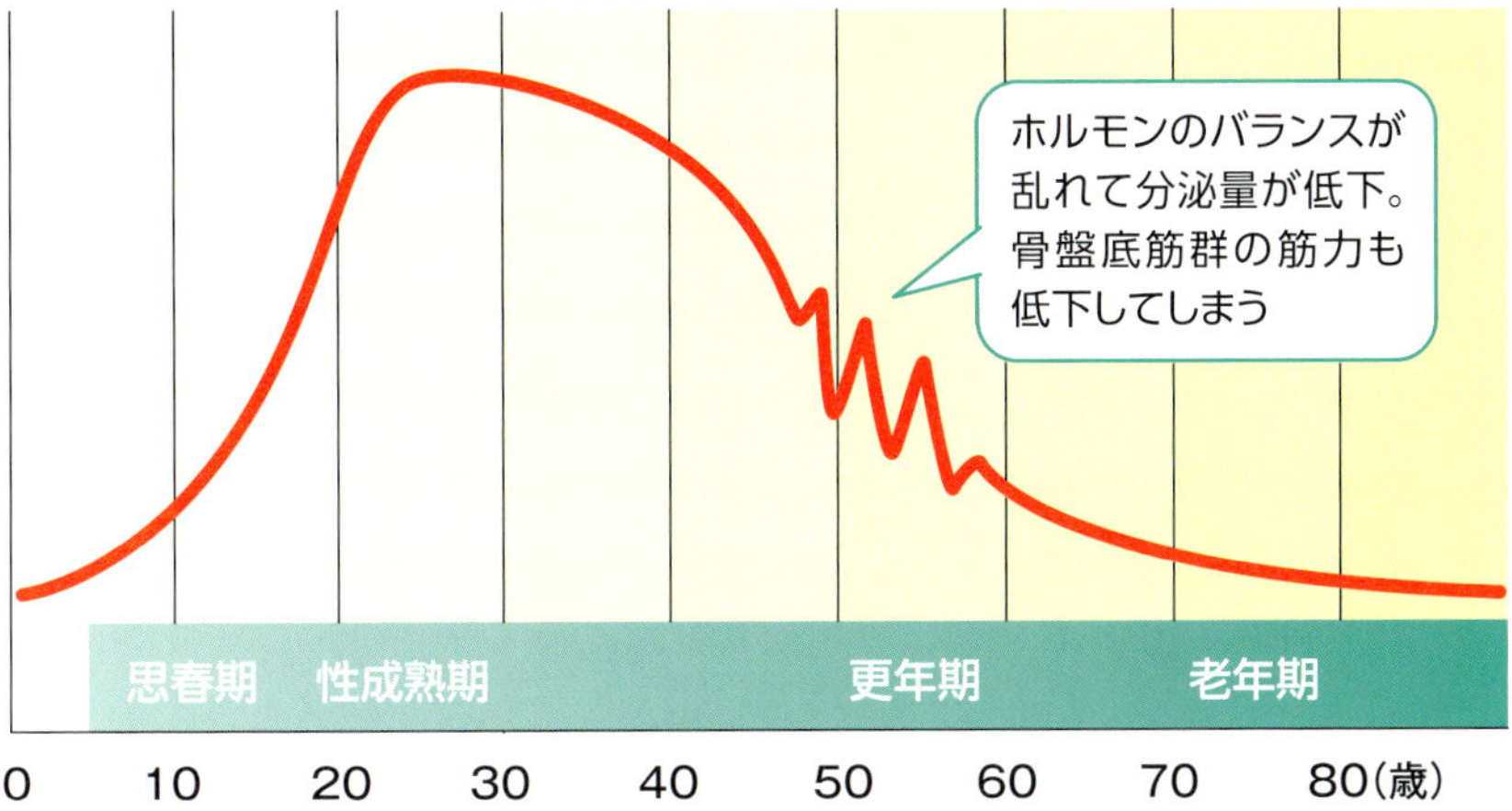
ホルモンのバランスが
乱れて分泌量が低下。
骨盤底筋群の筋力も
低下してしまう
思春期
性成熟期
更年期
老年期
0
10
20
30
40
50
60
70
80（歳）

る膀胱や子宮といった臓器がずり落ちないように維持する役割を果たしています。そのため、エストロゲンが減少する閉経後は筋力が低下しやすくなり、**ゆるんだ骨盤底筋が臓器の重みに耐え切れず、膣《ちつ》からはみ出てしまうことがあるのです。**

骨盤底筋がゆるむ原因は、加齢や女性ホルモンによるものばかりではありません。大きな要因の1つが妊娠・出産です。出産のさい、胎児の頭が通過することで骨盤底筋の筋肉が傷つくことがあるからです。

私たちの体内にある臓器の中でも、骨盤内にある臓器は重力の影響を受けやすいと考えられます。2足歩行をする人間は、重力によって骨盤底筋に負担がかかりやすいのです。

さらに、肥満や便秘の人、ぜんそくや花粉症な

どで頻繁にセキやくしゃみをする人、立ち仕事や力仕事をする人、コルセットやガードルを長期間使用している人は、骨盤底筋に負担のかかりやすい傾向があります。子宮がんや子宮筋腫《きんしゅ》などの病気によって子宮を摘出した人も、骨盤臓器脱になりやすいと考えられます。

骨盤底筋のゆるみは骨盤臓器脱のほか、膀胱が過敏になって起こる過活動膀胱の原因にもなります。日本排尿機能学会の報告によると、40歳以上の12・4％に過活動膀胱の症状があることがわかりました。現在の人口に当てはめると、日本人のおよそ1000万人に上ると推測されます。そして骨盤臓器脱になると、骨盤内の臓器が膀胱を刺激したり膀胱が過敏になったりして、過活動膀胱による尿もれや頻尿、尿意切迫感をもたらすこともあります。

骨盤底筋に負担のかかりやすい生活を送っている人は、骨盤臓器脱や過活動膀胱の予防・改善のために、第4章で紹介した骨盤底筋1分体操を行うとともに、毎日の生活の中で骨盤底筋への負担を軽減する工夫を心がけることが大切です。

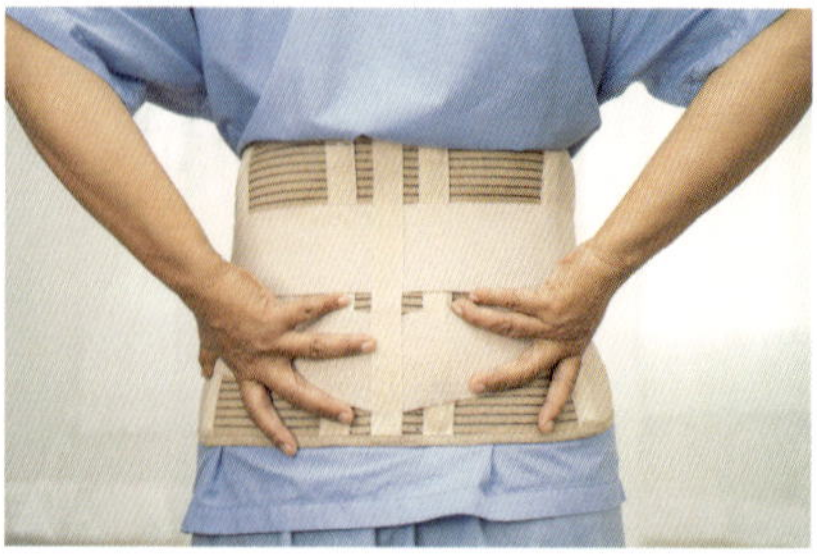
コルセットを装着すると腹圧の影響で骨盤底筋に負担がかかりやすくなる

重い物を持つのは厳禁！ おなかに圧力が強くかかって臓器がずり落ちやすくなるため、買い物ではまとめ買いを控えよう

労働基準法によると、女性が仕事で運搬できる荷物の重さについて、18歳以上で断続作業（長時間継続することのない作業）の場合は30kgまで、継続して行う作業の場合は20kgまでと制限が設けられています。ここまで重い物ではなくても、10kg程度の物を持ったり運んだりする仕事に就いている人もいるでしょう。

日常的に重い物を持つ仕事に従事している人は、骨盤臓器脱になりやすいといわれています。

なぜ重い物を持つと、骨盤臓器脱のリスクが高まるのでしょうか。その答えのキーワードとなるのが「腹圧」です。腹圧とは、腹腔《ふくくう》（腹部の内臓が収まっている部分）の内部にかかる圧力のこと。何か重い物を持ち上げるとき、無意識のうちにおなかに力が入るのは、みなさんの経験からもわかると思います。これが、腹圧のかかった状態です。**重い物を持つなどして日常的に強い腹圧がかかると骨盤底筋に無理がかか**

骨盤底筋が正常の場合

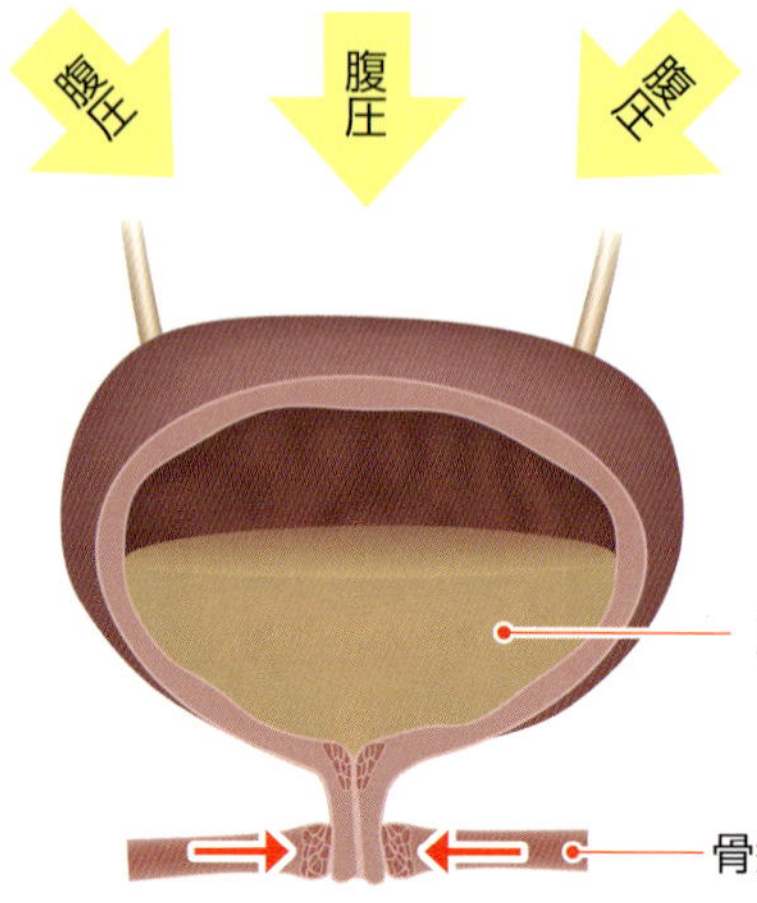

骨盤底筋の筋肉にハリがあると、腹圧がかかっても尿道が締まっているため尿もれを起こすことはない

骨盤底筋がゆるんだ腹圧性尿失禁の場合

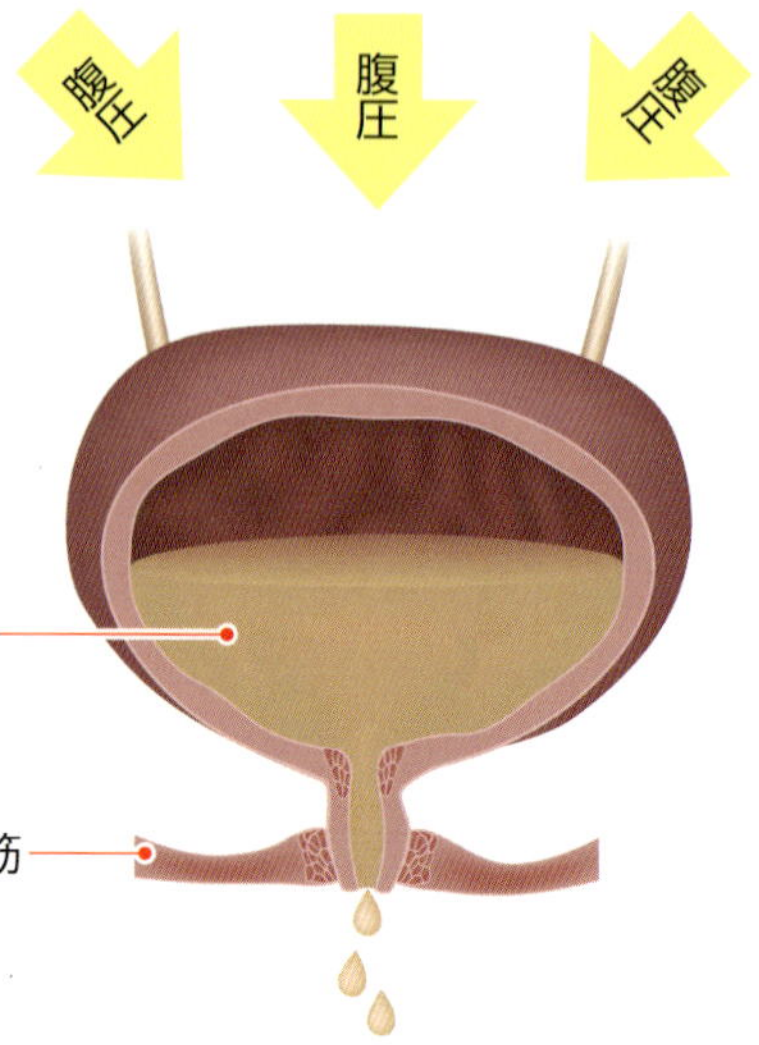

骨盤底筋が衰えてゆるむと、腹圧がかかったときに尿道の締まりが悪くなり尿もれが起こる

り、おなかに少し力が入っただけでも尿がもれてしまうことがあります。

こうして起こるのが「腹圧性尿失禁」です。

そして、腹圧がかかった生活を続けていると、骨盤底筋の筋力はさらに低下。ゆるみがひどくなって、骨盤臓器脱を引き起こしてしまうのです。

骨盤臓器脱は、初期の段階では自覚症状がほとんど現れないため、気づかないうちに悪化させてしまうことも少なくありません。ふだんから強い腹圧がかからないよう、重い物

骨盤臓器脱や突然の尿もれを防ぐ！買い物の秘訣

- 5kg以上の物を持たない
- まとめ買いはせずにこまめに買い物をする
- 小分けにして持ち運ぶ

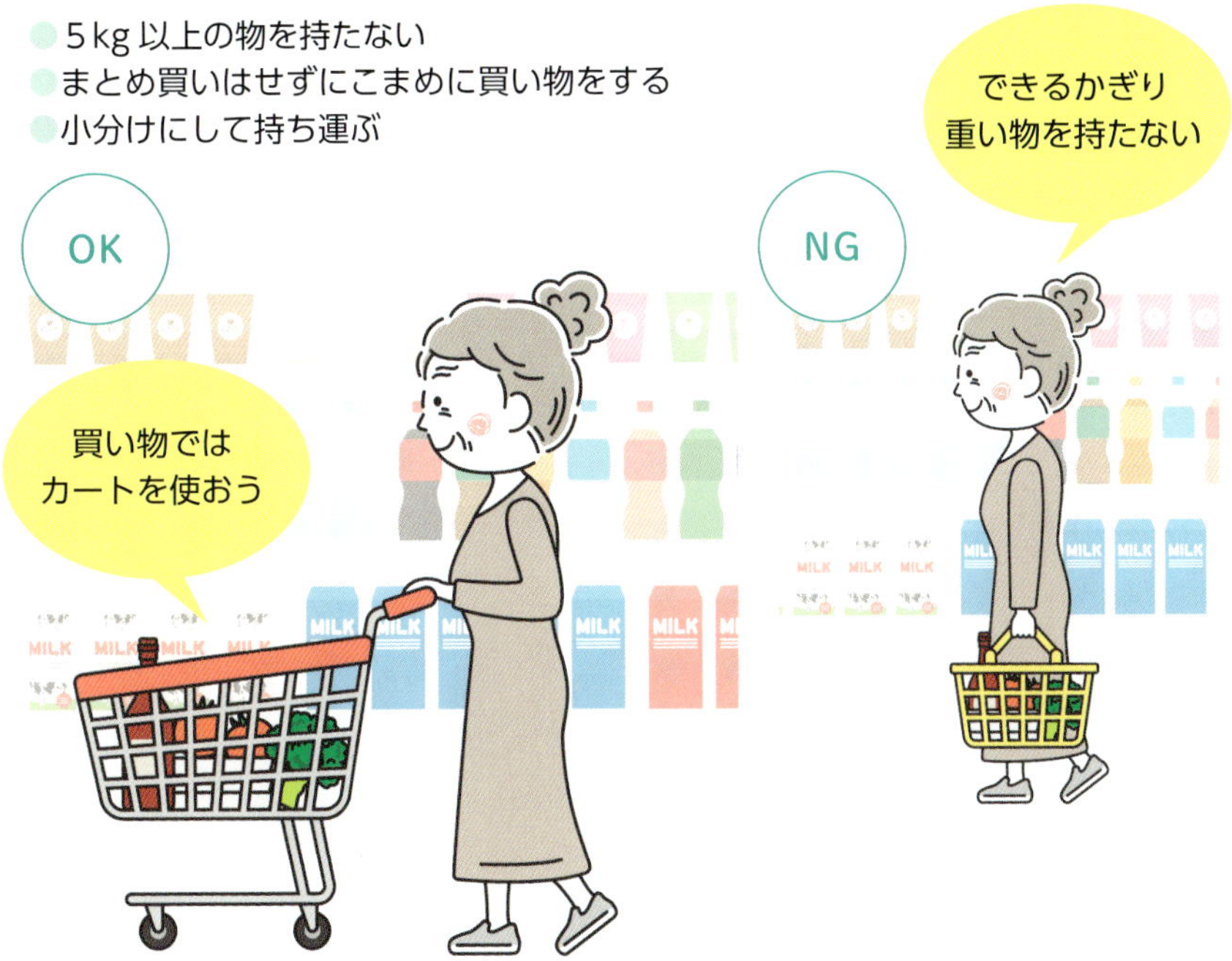
できるかぎり
重い物を持たない
OK
NG
買い物では
カートを使おう
MILK

を持つときには次のことを心がけてください。

●できるかぎり5kg以上の物を持たない

●買い物では食料品などのまとめ買いをせず、こまめに買い足して荷物が重くならないようにする

●荷物は一度に運ばず、小分けにして持ち運ぶ

●スーパーでは買い物用のカートを使う

やむを得ず、重い物を持たなければならないときには、お尻《しり》をキュッと締めてから持ち上げるようにしましょう。

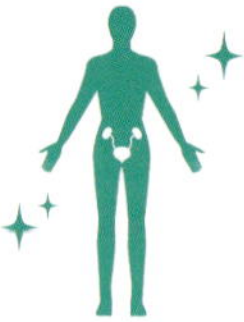

体重をこれ以上増やさない！
重力がかからない水中ウォーキングがおすすめで腹圧が抑えられ骨盤底筋への負担も軽減

骨盤底筋は、膀胱《ぼうこう》や子宮、直腸といった臓器をハンモックのように下から支えています。ところが体重が増えすぎると、おなかの脂肪の重みでハンモック状の骨盤底筋がゆるみやすくなります。そして**肥満になると、おなかの脂肪が胃を圧迫して常に腹圧が高い状態になり、腹圧性尿失禁や骨盤臓器脱のリスクを高めてしまうのです。**

骨盤底筋への負担を軽減するためには、適正体重を維持することが大切です。肥満の人はBMI（ボディマス指数、肥満度の指標）を参考にして体重を減らすようにしましょう。適正体重を目標に減量することは、骨盤臓器脱はもちろん、尿もれや頻尿といった排尿トラブルの改善にもつながります。

BMIの計算式は、体重（kg）÷身長（m）÷身長（m）。日本肥満学会では、BMIが22を適正体重とし、統計的に最も病気になりにくい体重といわれています。ただし、適正体重は年齢や性別などによって個人差があります。健康を保ちながら減量

骨盤底筋群への負担を減らしダイエットにも有効！水中ウォーキング

BMIの算出方法

BMI ＝ 体重（kg）÷身長（m）÷身長（m）

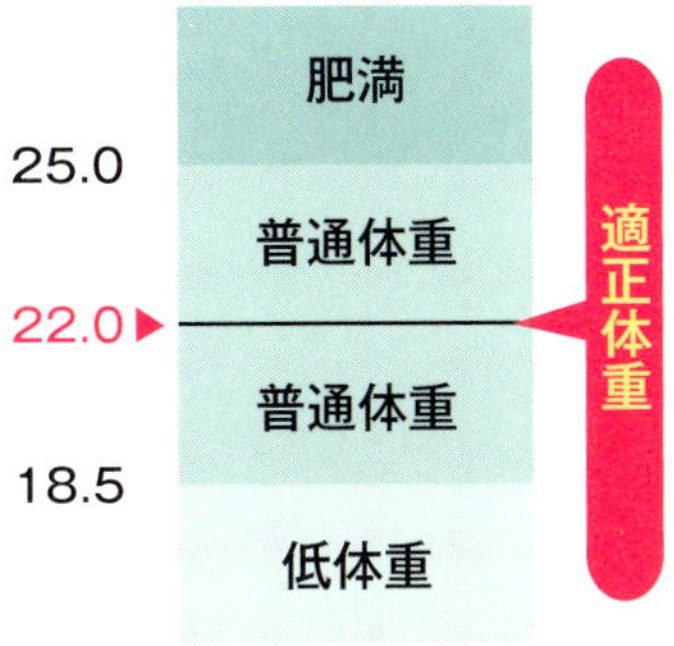

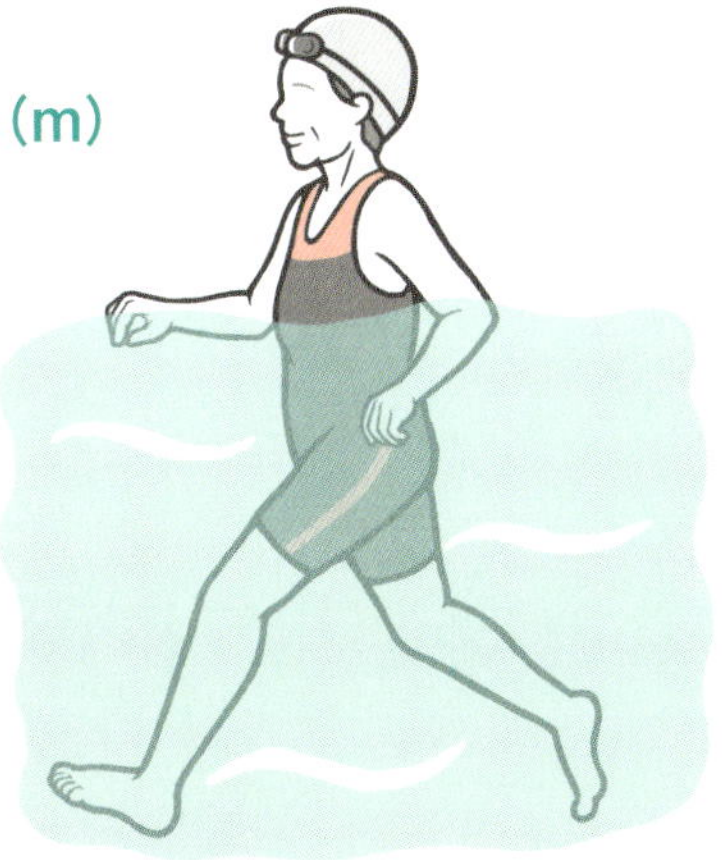

（出典：日本肥満学会「肥満症診療ガイドライン2022」をもとに作成）

するには、自分の適正体重がどれくらいなのかを医師に相談することも大切です。

排尿トラブルや骨盤臓器脱の予防・改善と併せて、体重を減らすためにおすすめの運動が、プールで行う「水中ウォーキング」。ウォーキングは体に蓄積した脂肪を燃焼させ、減量を実現するために効果的な運動です。**陸上でウォーキングを行うと、重力によってどうしても骨盤底筋に負荷がかかってしまいます。その一方で、水中では浮力が働くため、陸上を歩くよりも骨盤底筋への負担を軽減することができるのです。**さらに、腰やひざなどの関節にかかる負担まで軽くなるというメリットもあります。

水中ウォーキングをするさいは、姿勢をピンと正して歩きましょう。骨盤底筋をはじめとしたインナーマッスル（体の奥に位置している筋肉）が鍛えられるため、ダイエット＋排尿トラブル改善の一石二鳥です。

骨盤底筋の負担を減らすには、おなかの筋肉を鍛える体操も行うといいでしょう。おすすめは、その場で足踏みをする体操と、おなかを膨らませたりへこませたりする体操です。気づいたときに、それぞれ1分間行うようにしてください。

骨盤底筋の負担を減らす！
1分体操

テーブルなどに手をつき、無理をしない範囲で足をできるかぎり高く上げて、その場で足踏みをする。

1分
足踏み

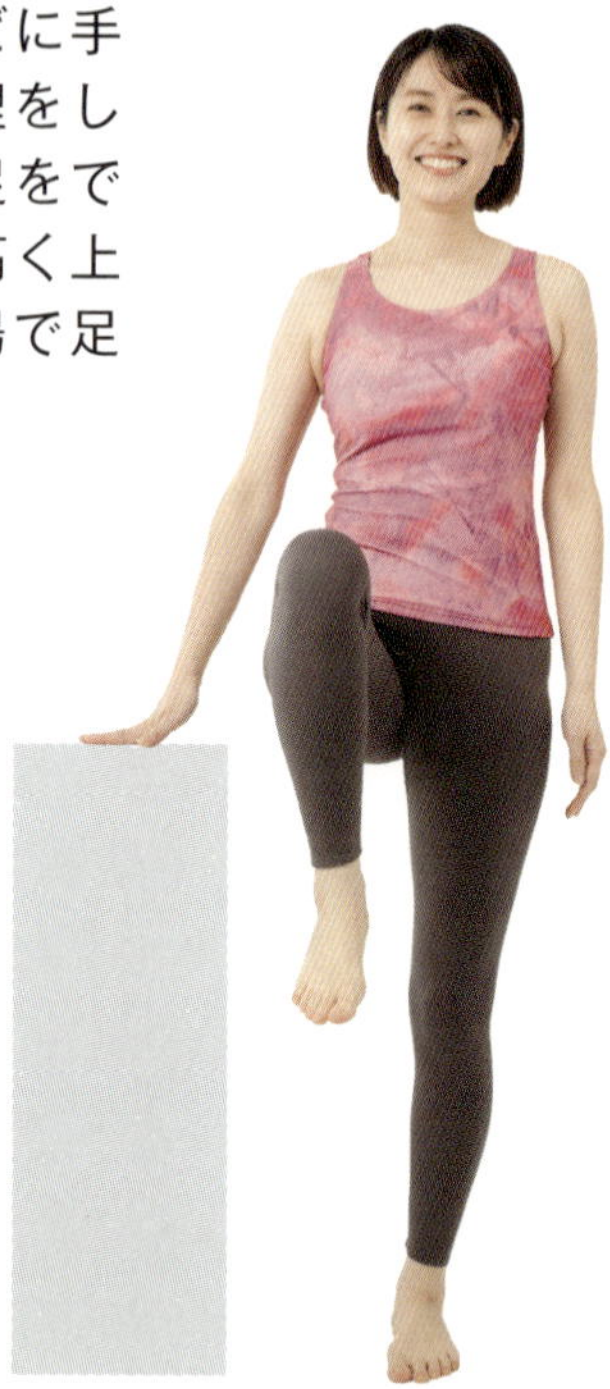

1分
おなか
体操

あおむけに寝て足を少し開き、ひざを軽く曲げる。大きく息を吸いながらおなかを膨らませ、息を吐きながらおなかをへこませる。

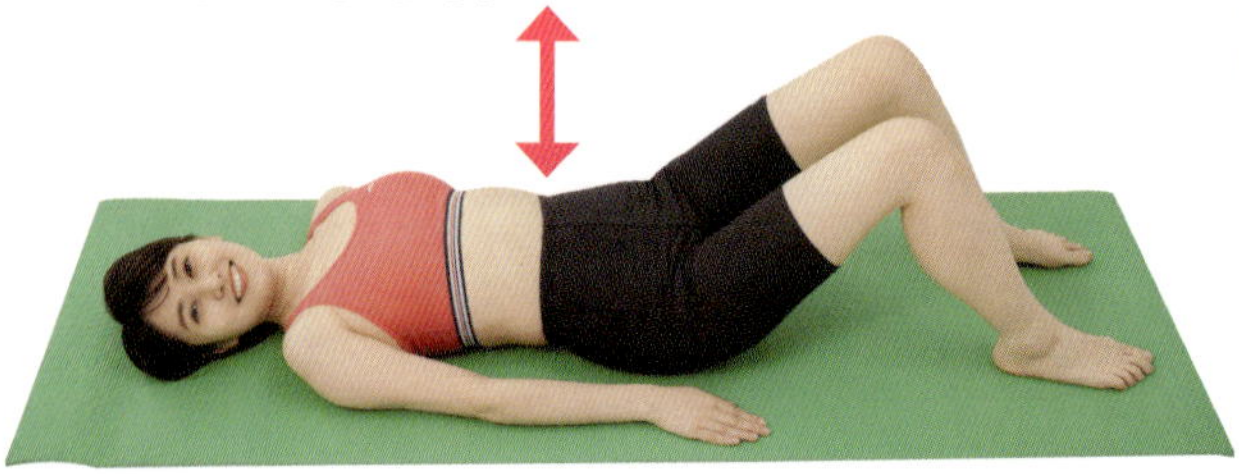

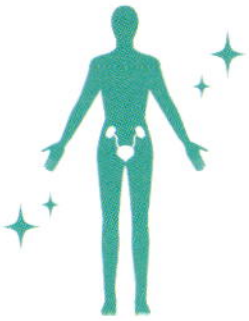

いきみすぎないためには前かがみ姿勢が絶好で最も排便に適した姿勢は「考える人」ポーズ

排便・排尿ではいきまない！

慢性的な便秘に悩んでいる人も、骨盤臓器脱に要注意。排便のたびに強くいきんでいると、骨盤底筋に負担がかかってゆるみやすくなるためです。**排便時にいきむことで腹圧が強くかかるため、骨盤内の臓器が下がりやすく骨盤臓器脱のリスクが高まります。**便秘はさまざまな排尿トラブルも引き起こします。便秘が続くと、腸内にたまった便が膀胱《ぼうこう》を圧迫するため、尿意を我慢しにくくなります。さらに、**便秘によって骨盤底筋まで圧迫してしまい、尿もれや頻尿を引き起こすのです。**

便秘の多くは、大腸の蠕動《ぜんどう》運動が鈍くなることが原因です。蠕動運動とは、私たちの体内で食べ物を運ぶために行われる消化管の運動のこと。大腸で蠕動運動がしっかり起こっていると腸内の不要な物が押し出されて、良好な腸内環境を保つことができます。大腸の蠕動運動を活発にするには、十分な水分をとることが何よりの秘訣《ひけつ》です。水分の摂取量が少ないと、便が硬くなって腸内をスムーズに移動できず、便秘に

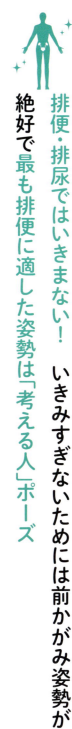

排便でいきみすぎない！「考える人」ポーズ

オーギュスト・ロダン作「考える人」

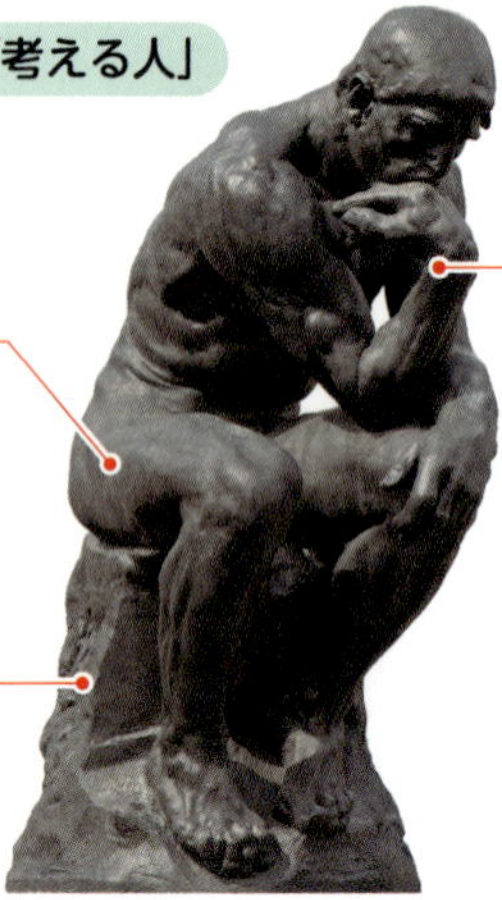
上半身と下半身が「く」の字形に曲がるように前かがみ姿勢で座る
洋式の便器に座る
片方のひじを太ももにのせて、こぶしであごを支える

なってしまうのです。

とはいえ、尿もれや頻尿に悩んでいる人の中には、水分の摂取を控えている人も少なくないでしょう。その結果、便秘が慢性化し、骨盤底筋がゆるみやすくなるという悪循環に陥りやすくなります。

排便時にいきみすぎないようにするには、便がスルリと出やすい姿勢を取ることが有効です。フランスの彫刻家、オーギュスト・ロダンが制作した著名なブロンズ像**「考える人」を思い浮かべてください。まさに、このポーズこそ排便に適した姿勢です。**前かがみの姿勢を取ると、恥骨《ちこつ》直腸筋という筋肉がゆるんで直腸と肛門《こうもん》の角度が開き、便が出やすくなるのです。

骨盤臓器脱のために膣《ちつ》から臓器が出ていて排便しにくい場合は、飛び出た臓器を押さえながら排便するようにしましょう。

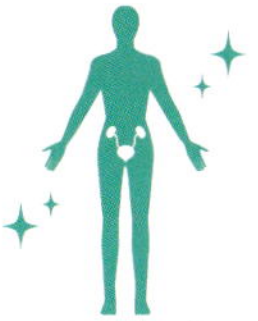

症状が軽度の人には「サポート下着」が有効！ 体の外側から骨盤底筋を支えてずり落ちた臓器を押さえ、違和感も改善しやすい

骨盤臓器脱の治療には、サポート下着やペッサリーを装着する方法があります。いずれも骨盤臓器脱によって臓器が下がってくるのを防ぐ役割を果たします。**サポート下着は膣《ちつ》の出口で、下がり落ちた膀胱《ぼうこう》や子宮、直腸などの臓器を外側から押さえるしくみです。**一方、ペッサリーは膣の中に挿入して、下がってくる臓器を体内で直接支える装具です。**一般的に、症状が軽度の場合はサポート下着、やや進行した場合はペッサリーを使うことが多くなります。**

サポート下着は臓器の下側から押さえることができるため、臓器が垂れ下がった感覚や違和感などの症状改善が期待できます。「骨盤底筋が支えられている」という安定感を得ることもできます。

サポート下着は、ふだんの下着の上に重ねて着用するタイプと、下着の代わりに直接着用するタイプがあります。下着の上に着けるタイプは、着用することで膀胱や子宮などの下がった臓器が引き上げられるため、骨盤臓器脱による違和感や不快感を軽減することが期待できます。下着をはかずに直接着けるタイプは、シリコン製のクッションを膣の出口に当て、サポーターで固定することで臓器の出てくるのを防ぐ仕様になっています。いずれのサポート下着も、自分の症状に対処できるかどうかを医師に相談したうえで、着用を検討してください。

ふだんの下着で注意したいのが、きついガードルをはかないこと。締めつけの強いガードルを着用するとおなかに横からの圧力がかかり、骨盤内の臓器が下側へと押されてしまうからです。きついガードルをはくと骨盤臓器脱を悪化させるおそれがあるので、避けるようにしましょう。

そのことさえ気をつければ、ふだんの下着はどのようなタイプを着用しても問題ありません。

膣の出口で下がってくる臓器を体の外から押さえる「サポート下着」

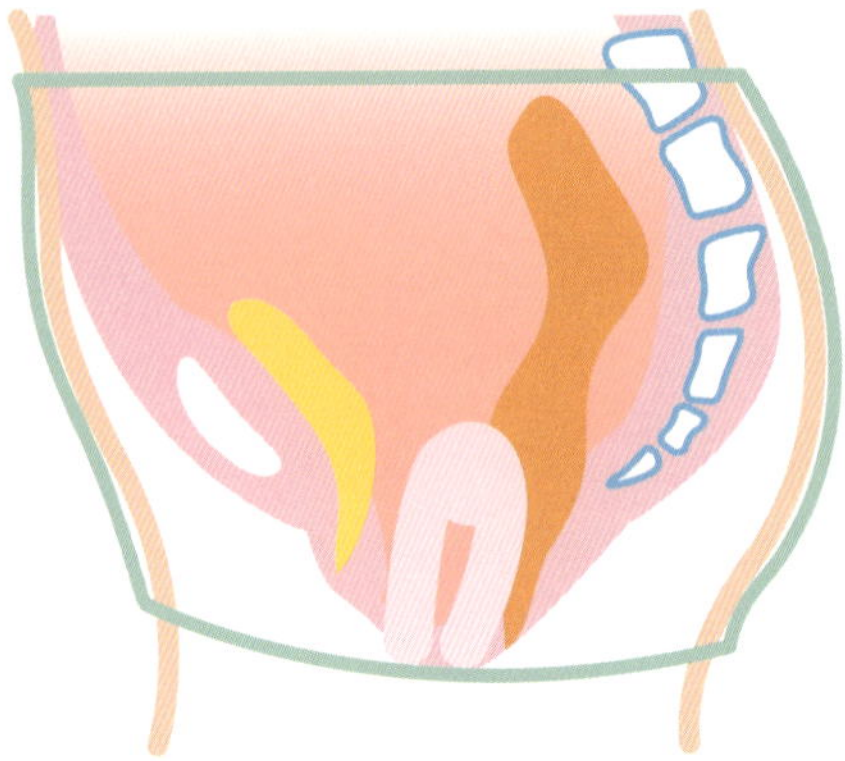

サポート下着を着用すると垂れ下がった臓器が引き上げられ、違和感や不快感が改善しやすい

病状が進行した人は「ペッサリー」を使用！ 膣の中に挿入して臓器のずり落ちを防ぐ医療機器で着け外しも自分でできる

ペッサリーは、膣《ちつ》の中に挿入し、下がっている子宮などの臓器を体内で支える装具です。骨盤臓器脱の症状を軽減し悪化を防ぎます。サポート下着と同様に、臓器の下垂感や違和感が改善しやすいという特長があります。

ペッサリーは、骨盤臓器脱の手術を希望しない人や受けられない人、手術を受ける予定の人などに適しています。

ペッサリーにはさまざまな種類がありますが、健康保険が適用されるのは主に「リング・ペッサリー」と呼ばれるタイプのものです。大きさには個人差がありますが、直径6～10㎝程度のものが多く使用されています。使用するさいには、膣口の大きさと膣内の広さ、下がっている臓器の種類などを確認し、医師が患者さんに合うものを選びます。患者さんの中には「膣の中に装具を入れるのは怖い」と感じる人も少なくないのですが、ペッサリーは柔軟な医療用シリコンでできているのであまり心配する

膣の中に挿入して臓器を支える「ペッサリー」

子宮脱の場合

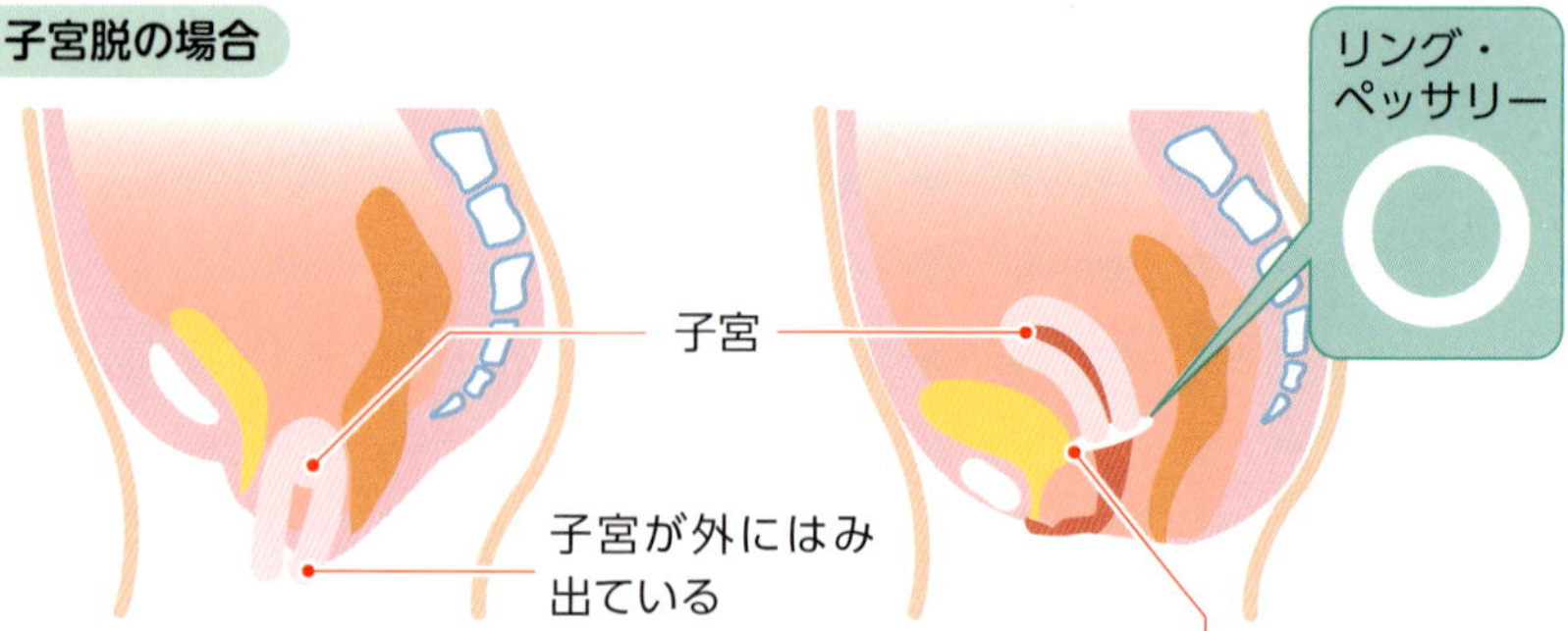

ペッサリーは膣の中に挿入して、下がっている子宮などの臓器を押し戻し、下から支える装具。骨盤臓器脱の治療にはリングタイプやドーナツタイプが使用される。最適なサイズには個人差があるが、直径6～10cm程度の物が使われている。

リング・ペッサリーを膣内に入れ、子宮を押し戻し、下から支える

必要はありません。

ペッサリーは、自分で毎日着け外しする方法（自己着脱）と、医療機関で定期的に挿入・交換する方法があります。

可能な場合は、朝挿入して就寝前に外す自己着脱がすすめられます。就寝中も着けた場合と比べると、自己着脱は膣への負担が少ないと考えられています。

患者さんの中には、自己着脱でのペッサリーの着け外しを難しく感じたり、抵抗感を覚えたりする人もいます。それでも、医療機関で使い方の指導を受けると、数回程度で自己着脱ができるようになります。自己着脱がうまくできない場合は、医療機関で定期的に挿入・交換をする方法をとることも可能です。

第 7 章

股《また》がこすれて痛む、出血で下着を汚してしまう……

など生活の不便を感じたら手術も検討！

体への負担が少なく
何歳でも受けられる
骨盤臓器脱・手術最前線

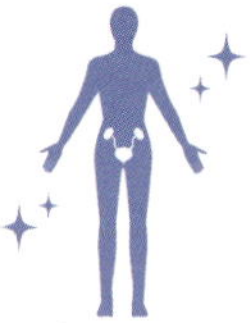

骨盤臓器脱で子宮などの臓器が外に飛び出て歩きにくい、膀胱炎を頻繁にくり返すなど生活に支障をきたすときは手術を検討

骨盤臓器脱は、適切な対策をとらずに放置していると、膀胱《ぼうこう》や子宮などの臓器の垂れ下がりや排尿トラブルが悪化することが少なくありません。毎日の生活の中で立ったり歩いたり走ったりすると、おなかにかかる腹圧や重力によって臓器が下垂しやすくなります。

就寝中は膣《ちつ》から飛び出た臓器がもとに戻り骨盤内に収まっても、日中に活動する中で臓器がどんどん下がってきます。午後になると症状の悪化を自覚する人も多く見られます。

骨盤臓器脱は命にかかわる病気ではないため、必要以上に心配しすぎることはありません。しかし、放置すると日ごとに生活の質（QOL）は低下してしまいます。重症化すると排尿ばかりか排便もしにくくなったり、股《また》の痛みが増したり、垂れ下がった臓器のために股がこすれて出血したりすることもあります。臓器が下垂する頻度ばかりか、膣口から臓器が出ている度合いも高まって完全に外へ飛び出してしまうのです。このような状態になると、歩行にも支障をきたすようになります。

さらに、膀胱に残る尿が増えて尿管を圧迫することで膀胱炎になりやすくなるほか、腎《じん》盂《う》腎《じん》炎《えん》（腎臓に起こる細菌の感染症）といった腎臓に障害が起こる病気になることもあるのです。

骨盤臓器脱の基本的な治療は「保存療法」と「手術」です。保存療法は、骨盤底筋を鍛える運動を行うほか、サポート下着やペッサリーなどの装具によって症状を軽減させます。

さらに、尿もれや頻尿といった過活動膀胱の症状がある場合は薬による治療も行われます。膣の違和感を抑えるために漢方薬が使われることもあります。

ところが、ペッサリーによる治療を行っていても、長期にわたると膣に炎症を起こすことがあり、そのときは手術を検討する必要があります。そのほか、膀胱炎をくり返したり、膣口から下垂する度合いが1～3cmになったりしたときは手術がすすめられます。手術によって膣から臓器が下がらないように骨盤の底を修復・補強し、臓器を本来の位置に戻します。

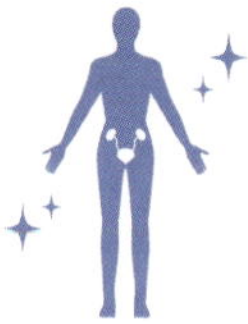

骨盤臓器脱の手術は80代90代でも受けられる！体への負担が少なく術後の違和感が解消し根治も可能

骨盤臓器脱の手術に年齢制限はありません。80代90代といった高齢の女性でも健康上の問題がないかぎり受けられると考えていいでしょう。膀胱炎《ぼうこうえん》をくり返す、排尿ばかりか排便もしにくい、臓器が股《また》に挟まって歩きにくい、腟《ちつ》から出血した、臓器が3cm以上もはみ出ている、といった症状があるときは、主治医と相談のうえで手術を検討してください。手術によって排尿トラブルや下半身の違和感・不快感が一掃され、骨盤臓器脱の根治も期待できます。手術は年齢や合併症、骨盤の底の損傷部位や症状、性交の有無などを検討して、手術の方法が決定されます。

●ＮＴＲ手術（骨盤臓器脱修復手術）

従来から広く行われているのが「ＮＴＲ手術（骨盤臓器脱修復手術）」です。19世紀後半から実施され、１００年以上の歴史を持ち、有効性と安全性のエビデンス（裏付け）が世界中で確立されています。**骨盤臓器脱は骨盤底筋の衰えに加えて、骨盤にある筋膜や靭帯《じんたい》が弱くなって発症します。こうして傷んだ筋膜と靭帯を補強するのがNTR手術です。**いくつか方法がありますが、一般的に行われているのが「腟式子宮全摘」と「前後腟壁形成術」の組み合わせです。腟から器具を入れて子宮を摘出し、ゆるんだ腟壁をある程度切除してから縫い縮める方法が行われています。ほかの手術法に比べると再発の可能性が高いものの、手術の合併症はほとんどありません。

●TVM手術（経腟メッシュ手術）

NTR手術を除く、以下の2つの手術は、いずれも「メッシュ」と呼ばれる人工的な補強材を使って行われます。下垂した臓器をハンモック状に支える手術といえばわかりやすいかもしれません。TVM手術では、メッシュを腟と膀胱の間、腟と直腸の間に挿入し、メッシュから伸びたアームを骨盤の奥にある靭帯や筋膜に貫通させて固定します。NTR手術とは異なり、**基本的には子宮を摘出することがありません。腟壁を切除せず、手術後の痛みが軽度のため速やかに回復します。**骨盤臓器脱の中でも膀胱瘤《りゅう》の手術で実施されることが多いのですが、子宮脱や直腸瘤にも有効です。

●ＬＳＣ手術（腹腔鏡下仙骨腟固定術）

おなかに１㎝程度の小さな穴をあけ、腹腔鏡《ふくうう》によってメッシュを挿入。メッシュで腟を包み込んで補強し、それを骨盤の仙骨に固定することで臓器の飛び出しを解消します。ＬＳＣ手術ではほとんどの場合、子宮の一部を切除します。全身麻酔で行われますが、開腹手術ではないため体への負担が少なく再発率も非常に低い手術です。

骨盤臓器脱の手術後に最も大切なのは、再発を防ぐために強い腹圧をかけない生活を送ること。手術から２ヵ月程度は、３㎏以上の重い物を持たないようにしましょう。ＴＶＭ手術、ＬＳＣ手術などメッシュを使った手術では、腹圧が強くかかるとメッシュがズレてしまう可能性があるからです。**日ごろから腹圧を抑えるためには、排便時に強くいきまないために便通をよくすることが肝心。激しい運動は控えるようにしましょう。**一方で軽いウォーキングやストレッチなどは積極的に行うといいでしょう。体を動かすことで、精神的なストレスの軽減にもつながります。

国産初のロボット「hinotori™」による骨盤臓器脱の手術が話題！

手術後の合併症が抑えられ手術時間の短縮も期待

医療技術の進歩に伴い、ロボットの支援をもとに行われる手術があたりまえとなっています。手術といえば、おなかを大きく切って病巣や臓器を取り除くといったイメージを持つ人も多いでしょう。出血量が多く手術後はひどい痛みに耐える必要があるなど、患者さんにとって大きな負担となっていました。手術支援ロボットは、手術後の痛み軽減や機能の温存のほか、傷あとが小さくてすむといったメリットが多く、現在では多くの病院で導入されています。

手術支援ロボットといえば、米国の会社が開発した「ダヴィンチ」が内視鏡手術で使われています。

そして、現在の日本の医療現場で注目を集めているのが、国産初の手術支援ロボット「hinotori™」（ヒノトリ）です。hinotori™を使った手術は主に泌尿器《ひにょうき》科や婦人科、消化器外科の治療で行われています。

ロボット支援による手術では、患者さんの腹腔《ふくくう》にあけた小さな穴に手術器具を取り付けたロボットアームと内視鏡を挿入し、医師が3D映像や拡大映像を見ながら実施します。医師の手ぶれが防止できるなど、手術の安全性の向上や難易度が低減するなど、患者さんだけでなく医師にとっても大きなメリットがあります。

hinotori™は大学病院や総合病院を中心に、骨盤臓器脱のLSC手術（腹腔鏡下仙骨膣《ちつ》固定術）において用いられています。ロボットの支援によって、膣をメッシュ（人工補強材）で包み込んで補強し、骨盤の仙骨に固定する操作をスムーズに行うことができます。手術中の出血量を抑えて合併症が少なくなるほか、手術時間も大幅に短縮することが期待できます。

hinotori™は子宮筋腫《きんしゅ》などの良性腫瘍《しゅよう》や子宮がんなど、婦人科の病気の治療でも利用されています。

骨盤臓器脱の手術によって、膀胱《ぼうこう》や子宮といった臓器の下垂が解消し、尿もれや昼夜の頻尿、尿意切迫感といった過活動膀胱の症状も改善します。

骨盤臓器脱によって生活の質が著しく低下している人は、医師と相談のうえで手術を検討してみてください。

column　膣の老化・治療最前線

膣の老化で起こる膣のかゆみや灼熱感・乾燥感が軽快すると話題の最新レーザー治療「モナリザタッチ」

更年期以降に女性ホルモンの分泌《ぶんぴつ》量が減少すると、膣壁が薄くなって弾力や潤いが失われることで、さまざまな不快症状が現れます。骨盤底筋のゆるみで起こる骨盤臓器脱だけでなく、50歳を過ぎたころから膣のかゆみや灼熱《しゃくねつ》感、乾燥感を覚える、においが気になる、性交痛がつらいと悩む人も少なくありません。

こうした膣の老化で起こる女性特有の不快症状を緩和するために開発された最新のメソッドが、膣や外陰部にレーザーを照射する「モナリザタッチ（膣レーザー療法）」です。もともと、顔のリフトアップやたるみ改善に使われているフラクショナル炭酸ガスレーザーの技術を、女性の膣壁に応用しました。

炭酸ガスレーザーを数分間にわたって膣壁や外陰部に照射して刺激することで、膣粘膜の線維芽細胞を活性化して、コラーゲンの生成を促進。弾力や潤いの失われた膣壁がふっくらとした厚みを取り戻し、ひだのある潤い豊かな状態に生まれ変わります。その結果、膣の老化で起こったさまざまな不快症状が軽快し、尿もれや頻尿などの排尿トラブルの改善も期待できるのです。

モナリザタッチの治療は、多くの産婦人科のクリニックで行っています。保険適用外となりますので、医師と相談のうえ検討してください。

エピローグ

骨盤臓器脱は、身近な病気と思っていなかったという方が少なくないと思います。あまり知られていなかった骨盤臓器脱は決して怖い病気ではなく、自分でも対策を立てられるなど、本書で少しでも理解が深まれば幸いに思います。

骨盤臓器脱や尿もれなどの大きな原因は、骨盤底筋のゆるみにあります。骨盤底筋1分体操を実践すれば、こうした悩みを改善・軽減に導くことができます。さらに、骨盤底筋の強化は下半身のトラブルを防ぐだけでなく、老若男女を問わず、うれしい効果がほかにもあります。それは、姿勢がよくなることです。

ちょっと専門的な話になりますが、少しおつきあいください。骨盤底筋は「インナーユニット」の1つでもあります。インナーユニットとは、体幹を安定させる筋肉の総称で、骨盤底筋のほか、横隔膜《おうかくまく》、腹横筋《ふくおうきん》、多裂筋《たれつきん》の4つの筋肉のことを指します。いずれも体幹部（体の中心部）の深い部分にあり、体幹を安定させて、よい姿勢を保つ効果があります。ところが、インナーユニットは加齢や運動不足などによって、50歳以降になると衰えが目立ってきます。実は、骨盤底筋を鍛えるとインナーユニット全体が強化され、体幹が安定して姿勢がよくなるという効果が期待できるのです。女性の場合は、ウエストがくびれて細くなる可能性もあります。

私も還暦になって感じますが、姿勢が悪くなると年齢よりも老けて見え、姿勢がよいと若々しく見えます。いつまでも若さを保つには、老け顔やポッコリおなかを解消することも大切ですが、よい姿勢をキープすることも忘れてはいけません。姿勢のよさは最高のファッションだと、私は思っています。姿勢がよければ、座っていても歩いていても、いつでもカッコよく見えるからです。

私が強くいいたいのは、骨盤底筋を鍛えれば下半身だけでなく、見た目も若返るということです。骨盤底筋1分体操は今日から始められます。毎日わずかな時間の体操で、若さをいつまでもキープしましょう！

国際医療福祉大学三田病院放射線科准教授　奥田逸子

著者

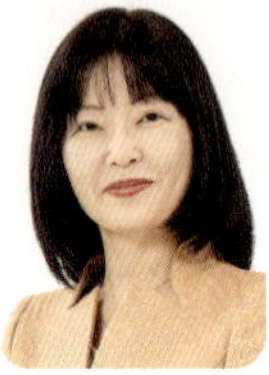

奥田逸子（おくだ いつこ）

国際医療福祉大学三田病院放射線科准教授

川崎医科大学卒業後、国家公務員共済組合連合会虎ノ門病院を経て現職。加齢画像研究所ONI所長。四半世紀以上にわたり画像診断を続けた経験から「加齢を画像で診る」研究をスタートさせ、自分自身でできる美顔体操やダイエット法を考案・普及している。『BSプレミアム』『ガッテン』『あさイチ』（NHK）、『カズレーザーと学ぶ。』（日本テレビ系）など、アンチエイジングに関するテレビ出演で大反響となり、講演も多数行っている。

女性の尿もれ・ゆるみ・臓器脱
自力で克服!
名医が教える
最新1分体操大全

2025年4月8日　第1刷発行

著者	奥田逸子
編集人	安藤宣明
シリーズ企画	飯塚晃敏
編集	わかさ出版
編集協力	香川みゆき 熊谷あづさ 宮岸洋明
装丁	下村成子
本文デザイン イラスト	アップライン株式会社
撮影	小野正博（fort）
モデル	三橋愛永
写真/イラスト協力	Adobe Stock
発行人	山本周嗣
発行所	株式会社文響社 ホームページ　https://bunkyosha.com メール　info@bunkyosha.com
印刷・製本	中央精版印刷株式会社

ISBN 978-4-86651-910-4